Hervé Rémy

Cancer de la thyroïde: Période effective de l'iode 131

Hervé Rémy

Cancer de la thyroïde: Période effective de l'iode 131

Evaluation de la période effective de l'iode 131 chez des patients traités pour un cancer de la thyroïde

Presses Académiques Francophones

Impressum / Mentions légales

Bibliografische Information der Deutschen Nationalbibliothek: Die Deutsche Nationalbibliothek verzeichnet diese Publikation in der Deutschen Nationalbibliografie; detaillierte bibliografische Daten sind im Internet über http://dnb.d-nb.de abrufbar.

Alle in diesem Buch genannten Marken und Produktnamen unterliegen warenzeichen-, marken- oder patentrechtlichem Schutz bzw. sind Warenzeichen oder eingetragene Warenzeichen der jeweiligen Inhaber. Die Wiedergabe von Marken, Produktnamen, Gebrauchsnamen, Handelsnamen, Warenbezeichnungen u.s.w. in diesem Werk berechtigt auch ohne besondere Kennzeichnung nicht zu der Annahme, dass solche Namen im Sinne der Warenzeichen- und Markenschutzgesetzgebung als frei zu betrachten wären und daher von jedermann benutzt werden dürften.

Information bibliographique publiée par la Deutsche Nationalbibliothek: La Deutsche Nationalbibliothek inscrit cette publication à la Deutsche Nationalbibliografie; des données bibliographiques détaillées sont disponibles sur internet à l'adresse http://dnb.d-nb.de.

Toutes marques et noms de produits mentionnés dans ce livre demeurent sous la protection des marques, des marques déposées et des brevets, et sont des marques ou des marques déposées de leurs détenteurs respectifs. L'utilisation des marques, noms de produits, noms communs, noms commerciaux, descriptions de produits, etc, même sans qu'ils soient mentionnés de façon particulière dans ce livre ne signifie en aucune façon que ces noms peuvent être utilisés sans restriction à l'égard de la législation pour la protection des marques et des marques déposées et pourraient donc être utilisés par quiconque.

Coverbild / Photo de couverture: www.ingimage.com

Verlag / Editeur:
Presses Académiques Francophones
ist ein Imprint der / est une marque déposée de
AV Akademikerverlag GmbH & Co. KG
Heinrich-Böcking-Str. 6-8, 66121 Saarbrücken, Deutschland / Allemagne
Email: info@presses-academiques.com

Herstellung: siehe letzte Seite /
Impression: voir la dernière page
ISBN: 978-3-8381-7745-8

SOMMAIRE

L'IODE 131 ET LE CANCER DE LA THYROIDE 6

1   RAPPEL ANATOMIQUE DE LA THYROIDE 6

2   LES CANCERS DE LA THYROIDE 9

2.1 LES CANCERS PAPILLAIRES ET LES CANCERS FOLLICULAIRES 9
2.1.1   LES CANCERS PAPILLAIRES 9
2.1.1.1 LES FORMES HABITUELLES 9
2.1.1.2 LES VARIANTS DU CANCER PAPILLAIRE 9
2.1.2   LES CANCERS FOLLICULAIRES 10
2.1.2.1 LES FORMES HABITUELLES 10
2.1.2.2 LES VARIANTS DU CANCER FOLLICULAIRE 10

2.2 LES CARCINOMES INDIFFERENCIES OU ANAPLASIQUES 11

3   TRAITEMENT DU CANCER DE LA THYROIDE 12

3.1 TRAITEMENT INITIAL 12
3.1.1   TRAITEMENT CHIRURGICAL 12
3.1.1.1 L'EXERESE THYROIDIENNE 12
3.1.1.2 LA CHIRURGIE DES GANGLIONS 13
3.1.2   TRAITEMENT PAR L'IODE 131 14
3.1.2.1 INTERET ET INDICATIONS 14
3.1.2.2 PROTOCOLE 14

3.2 TRAITEMENT DES RECHUTES ET DES METASTASES 15
3.2.1   TRAITEMENT DES RECHUTES LOCO-REGIONALES 15
3.2.2   TRAITEMENT DES METASTASES 16

4   BASES PHYSIQUES 17

4.1 CARACTERISTIQUES PHYSIQUES 17
4.1.1   L'ENERGIE, E 17
4.1.2   L'ACTIVITE, A 17
4.1.3   LA PERIODE, T 17

4.2 L'IODE 131 18

5   LES EFFETS RADIOBIOLOGIQUES DE L'IODE 131 21

6   DOSIMETRIE 21

6.1 LA DOSE ABSORBEE D 21

6.2 LE TEMPS DE RESIDENCE 23

6.3 LA DOSIMETRIE DE L'IODE 131 : LA THYROIDE 23

6.4 LA DOSIMETRIE DE L'IODE 131 : LES ORGANES EXTRA THYROIDIENS 25

7   LES EFFETS SECONDAIRES DE L'IODE 131 25

8   RADIOPROTECTION A LA SUITE D'UNE THERAPIE A L'IODE 131 27

ETUDE CLINIQUE 29

1   OBJECTIFS 29

2   MATERIELS ET METHODES 31

2.1 LES DIFFERENTS GROUPES DE PATIENTS 31

2.2 LE PROTOCOLE DE SUIVI DES PATIENTS 31

2.2.1 MESURE DE LA RETENTION CORPS ENTIER 31
2.2.2 EVOLUTION DU CONTENU DE LA VESSIE 34
    2.2.2.1 LE RECUEIL DES PRELEVEMENTS URINAIRES PAR LE PATIENT 34
    2.2.2.2 LA MESURE DE LA RADIOACTIVITE DE CHAQUE PRELEVEMENT URINAIRE 35
2.2.3 MESURE DES CONTENUS RADIOACTIFS DE L'ESTOMAC, DU COLON ET DES FOYERS
FIXANTS 35

2.3 LE TRAITEMENT DES DONNEES **37**
2.3.1 MESURE DE LA RETENTION CORPS ENTIER 37
2.3.2 MESURE DU TEMPS DE RESIDENCE DE LA VESSIE 38
2.3.3 MESURE DU TEMPS DE RESIDENCE DE L'ESTOMAC ET DU COLON 38

3 RESULTATS **40**

3.1 ETUDE DE LA PERIODE EFFECTIVE DE L'IODE 131 .... **40**
3.1.1 COMPARAISON DE LA PERIODE EFFECTIVE EN FONCTION DE L'INTENSITE ET DE LA
LOCALISATION DES FIXATIONS 40
3.1.2 COMPARAISON DE LA PERIODE EFFECTIVE EN FONCTION DU TAUX DE TSH 44
3.1.3 EVALUATION DE LA PERIODE EFFECTIVE EN FONCTION DES PARAMETRES DU
PATIENT 47
    3.1.3.1 INFLUENCE DU POIDS SUR LA PERIODE EFFECTIVE 47
    3.1.3.2 INFLUENCE DE L'AGE SUR LA PERIODE EFFECTIVE 48
    3.1.3.3 INFLUENCE DU SEXE SUR LA PERIODE EFFECTIVE 49
3.1.4 COMPARAISON DE LA PERIODE EFFECTIVE MOYENNE AVEC ET SANS THYROGEN®
49

3.2 ETUDE DU TEMPS DE RESIDENCE DE L'IODE 131 .... **50**

4 DISCUSSION **58**

4.1 VARIABLES DE LA PERIODE EFFECTIVE **58**

4.2 PARAMETRES ETUDIES **59**
4.2.1 ACTIVITE ADMINISTREE 59
4.2.2 PERIODE EFFECTIVE ET METASTASES A DISTANCE 59
4.2.3 FACTEURS PROPRES AUX PATIENTS 59

4.3 COMPARAISON ENTRE LA rhTSH ET LA TSH ENDOGENE **60**

4.4 TEMPS DE RESIDENCE **60**

5 CONCLUSION **61**

BIBLIOGRAPHIE **62**

ANNEXES **65**

TABLEAUX

Tableau 1 : Période effective en fonction de la localisation des fixations de l'iode 131 40

Tableau 2 : Répartition de l'échantillon de patients avec données sur le taux de fixation 41

Tableau 3 : Répartition des échantillons de patients pour l'étude de la période effective en fonction de la fixation 43

Tableau 4 : Période effective en fonction du taux de TSH pour les deux groupes de patients (reliquats thyroïdiens seuls ou possédant des métastases à distance) 44

Tableau 5 : Taux de TSH et pourcentage de fixation chez les patients avec des métastases à distance et les patients sans métastases à distance..46

Tableau 6 : Période effective en fonction des tranches de poids chez les patients sans métastases à distance 47

Tableau 7 : Période effective en fonction des tranches d'âge chez les patients sans métastases à distance 48

Tableau 8 : Période effective en fonction du sexe 49

Tableau 9 : Valeur de la période effective moyenne chez les patients en sevrage et les patients ayant reçu du Thyrogen® 50

Tableau 10 : Mesure du temps de résidence chez 6 patients parmi les 19 patients dont nous avons dosé les urines 51

Tableau 11 : Période effective en fonction des localisations des fixations 58

Tableau 12 : Calcul des périodes effectives dans l'étude de Curtis C et Michael G 58

FIGURES

Figure 1 : Exemple de rétention corps entier mono-exponentielle *37*

Figure 2 : Exemple de rétention corps entier bi-exponentielle *38*

Figure 3 : Exemple d'images (moyenne géométrique) et de zones d'intérêt...*39*

Figure 4 : Exemple d'ajustement de données pour l'estomac et le colon *39*

Figure 5 : Répartition de la période effective en fonction de la localisation des fixations.....................*41*

Figure 6 : Répartition de la période effective en fonction de la fixation chez les patients avec des métastases à distance *41*

Figure 7 : Période effective en fonction du pourcentage de fixation chez les patients avec des métastases à distance et les patients sans métastases *42*

Figure 8 : Relation entre la période effective et le pourcentage de fixation chez les patients avec des métastases à distance et les patients sans métastases à distance *43*

Figure 9 : Relation entre la période effective et le taux de TSH chez les patients avec des métastases à distance et les patients sans métastases à distance *44*

Figure 10 : Répartition de la période effective en fonction du taux de TSH chez les patients avec des métastases à distance et les patients sans métastases à distance *45*

Figure 11 : Relation entre la période effective et le taux de TSH chez les patients avec des métastases à distance *45*

Figure 12 : Relation entre le taux de TSH et le pourcentage de fixation chez les patients avec des métastases à distance et les patients sans métastases à distance *46*

Figure 13 : Répartition du taux de TSH en fonction du pourcentage de fixation chez les patients avec des métastases à distance et les patients sans métastases à distance...*47*

Figure 14 : Répartition de la période effective en fonction du poids...*48*

Figure 15 : Répartition de la période effective en fonction de l'âge..*48*

Figure 16 : Répartition de la période effective en fonction du sexe...*49*

Figure 17 : Comparaison de la période effective entre les patients en sevrage et les patients ayant reçu du Thyrogen® *50*

Figure 18 : Images de scintigraphies corps entier du patient L...*52*

Figure 19 : Courbes de rétention corps entier à partir des détecteurs et des dosages urinaires du patient L *52*

Figure 20 : Ajustement de données pour l'estomac du patient L *53*

Figure 21 : Ajustement de données pour le colon du patient L...*53*

Figure 22 : Images de scintigraphie corps entier du patient C...*54*

Figure 23 : Courbes de rétention corps entier à partir des détecteurs et des dosages urinaires du patient C........*54*

Figure 24 : Ajustement de données pour l'estomac du patient C...*55*

Figure 25 : Ajustement de données pour le colon du patient C...*55*

Figure 26 : Images de scintigraphies corps entier du patient K *56*

Figure 27 : Courbes de rétention corps entier à partir des détecteurs et des dosages urinaires du patient K........*56*

Figure 28 : Ajustement de données pour l'estomac du patient K...*57*

Figure 29 : Ajustement de données pour le colon du patient K *57*

LISTE DES ABBREVIATIONS

CIPR : Commission Internationale de Protection Radiologique

GBq : Giga becquerel

Gy : Gray

mCi : milli curie

ROI: Region of interest

rhTSH: recombinant human TSH

Sv: Sievert

Teff: période effective

TSH: Thyréostimuline humaine

T3: Thyroxine

T4: Triiothyronine

L'IODE 131 ET LE CANCER DE LA THYROIDE

1 RAPPEL ANATOMIQUE DE LA THYROIDE

Au niveau macroscopique, la glande thyroïde est composée de deux lobes réunis par un isthme situé à la face antérieure du cou en avant de la trachée. Son poids chez l'adulte est de 15-20 grammes.

La vascularisation est assurée par les artères thyroïdiennes supérieures et inférieures.

Le drainage lymphatique est homolatéral et chaque lobe peut être considéré comme une entité. Les principales voies de drainage sont les chaînes pré- et latéro-trachéales, la partie basse de la chaîne jugulo-carotidienne et la chaîne cervicale transverse superficielle, au niveau sus claviculaire.

La partie supérieure du lobe se draine par le pédicule thyroïdien supérieur vers des ganglions sous digastriques.

Il existe par ailleurs des anastomoses lymphatiques entre les deux lobes au travers de l'isthme.

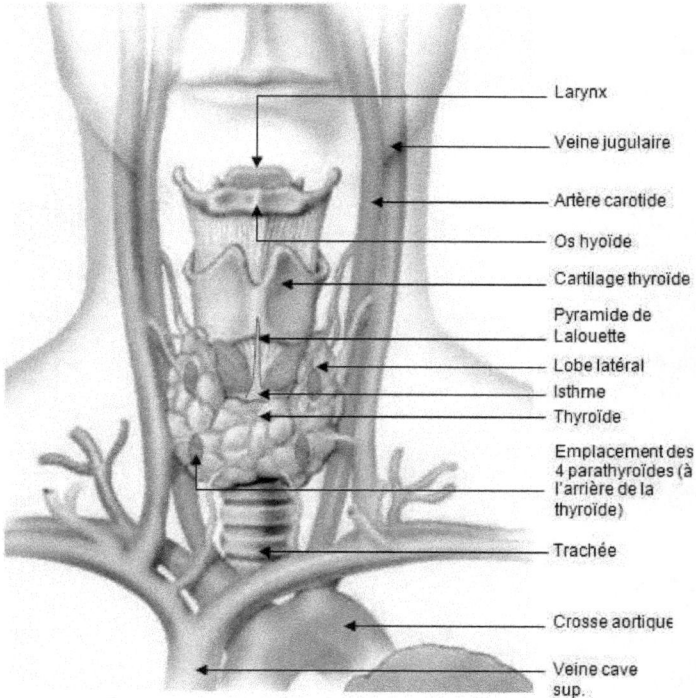

Au niveau microscopique, l'unité élémentaire est le follicule, sphère remplie de colloïde et bordée par une monocouche de cellules épithéliales dont le noyau, rond, contient une chromatine homogène.

Le colloïde est formé de thyroglobuline (Tg). Cette protéine peut être mise en évidence par immunohistochimie avec un anticorps anti-Tg au niveau de toutes les tumeurs différenciées de la thyroïde.

L'aspect des cellules varie en fonction du degré d'activité de la glande :
− En période d'activité, les cellules deviennent prismatiques, hautes, le colloïde diminue et les follicules sont de petite taille.
− En période de repos, les cellules sont cubiques, le colloïde devient abondant et les follicules sont de grande taille.

La régulation de la production des hormones thyroïdiennes est un exemple d'axe hypothalamus-hypophyse-endocrinien. L'hypothalamus sécrète la TRH qui stimule la production de TSH par l'hypophyse.

La TSH stimule la thyroïde grâce à un récepteur à sept domaines transmembranaires couplé à l'adénie cyclasse, qui a de multiples effets allant de la captation de l'iode à la sécrétion de T4 et de T3. Un taux élevé de T4 rétro inhibe la production de TSH.

En l'absence de stimulation par la TSH, les cellules thyroïdiennes normales ou néoplasiques ne fixent pas l'iode 131.

La stimulation par la TSH est donc indispensable avant toute administration d'iode 131 et peut être obtenue :
− soit par arrêt prolongé en hormone thyroïdienne, ce qui provoque une sécrétion importante de TSH par l'hypophyse, mais s'accompagne d'hypothyroïdie.
− soit par injections de TSH recombinante humaine (rhTSH) pendant le traitement par LT4, ce qui évite toute phase d'hypothyroïdie.

Régulation des hormones thyroïdiennes

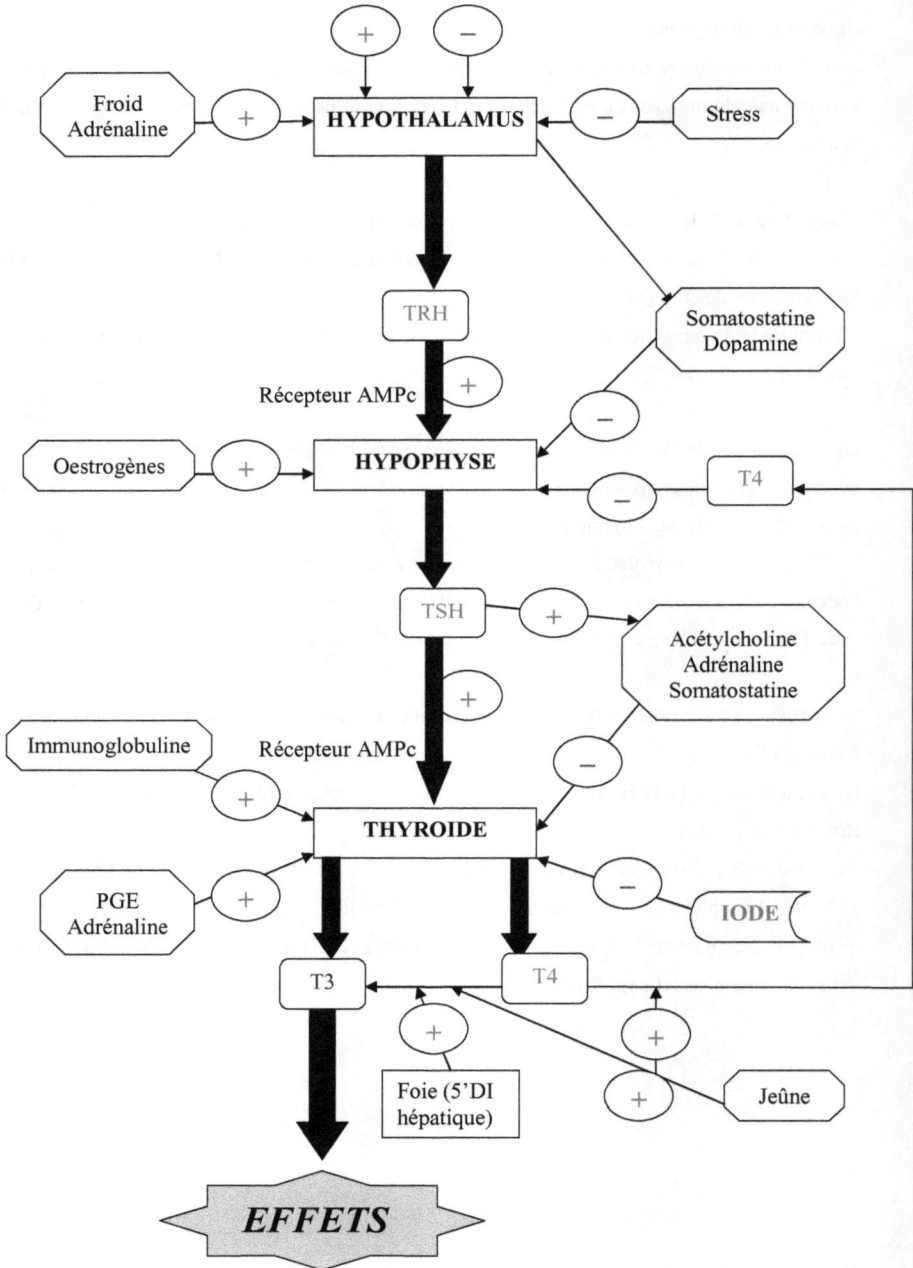

2 LES CANCERS DE LA THYROIDE

La prise en charge des cancers thyroïdiens doit être multidisciplinaire compte tenu des implications chirurgicale, endocrinienne, isotopique et histologique.

On distingue quatre groupes histologiques principaux : les papillaires, les folliculaires, les médullaires et les anaplasiques.

2.1 LES CANCERS PAPILLAIRES ET LES CANCERS FOLLICULAIRES

Il s'agit de cancers différenciés qui conservent certaines caractéristiques fonctionnelles de la cellule normale à partir de laquelle ils se sont développés [14, 17], et notamment la production de la thyroglobuline (Tg) qui est constamment présente et la fixation de l'iode 131 qui est décelable dans les 2/3 des cas. La production d'hormones thyroïdiennes est par contre exceptionnelle.

2.1.1 LES CANCERS PAPILLAIRES

2.1.1.1 *LES FORMES HABITUELLES*

Ce sont les cancers les plus fréquents, qui représentent plus des 2/3 des cancers thyroïdiens. Le cancer papillaire est formé de papilles recouvertes par une seule rangée de cellules dont les anomalies nucléaires sont caractéristiques [39, 27, 15].
Ces cancers apparaissent chez des sujets souvent jeunes et ils sont volontiers multifocaux, non ou partiellement encapsulés. Leur diffusion est essentiellement régionale sous forme de métastases ganglionnaires. Les métastases à distance s'observent dans 5% à 7% des cancers papillaires et siègent principalement au niveau des poumons, mais aussi du squelette [29, 31].

2.1.1.2 *LES VARIANTS DU CANCER PAPILLAIRE*

Les variants représentent environ 20% des cancers papillaires. Le variant folliculaire est composé uniquement de follicules [4] mais dont les cellules ont les anomalies nucléaires caractéristiques ; les autres variants sont les formes sclérosantes diffuses, de formes à cellules hautes [35] ou cylindriques [23].

Chez les jeunes enfants, l'extension constatée lors du diagnostic est souvent importante [13]. Les tumeurs ne sont pas encapsulées ; elles sont souvent invasives et présentent des aspects solides avec une architecture trabéculaire.

2.1.2   LES CANCERS FOLLICULAIRES

2.1.2.1   LES FORMES HABITUELLES

En fonction du degré d'invasion des vaisseaux et de la capsule, deux formes sont distinguées par l'Organisation Mondiale de la Santé : les formes à invasion minime et les formes avec invasion importante [15].

Les cancers à invasion minime représentent plus de 50% des cancers folliculaires. Le diagnostic de malignité repose sur la mise en évidence d'invasion des vaisseaux et/ou d'infiltration de la capsule de la tumeur.

Pour les cancers invasifs, le diagnostic de malignité est plus facile en raison de l'important envahissement vasculaire, thyroïdien ou extra thyroïdien. La capsule, lorsqu'elle existe, est infiltrée et détruite par la tumeur.

D'un point de vue microscopique, le degré de différenciation est différent d'une tumeur à l'autre et, à l'intérieur d'une même tumeur, les mélanges architecturaux sont fréquents [10]. La morphologie peut être bien différenciée, consistant en des follicules de taille variable remplies de colloïde, ou peu différenciée, faite de follicules ou d'aspect solides, trabéculaires et dépourvus de colloïde. On ne retrouve pas l'aspect nucléaire caractéristique du cancer papillaire. Les aspects peu différenciés sont associés à un pronostic péjoratif [27, 31].

Le cancer folliculaire envahit les vaisseaux et rarement les lymphatiques. La diffusion métastatique se fait par voie hématogène vers les poumons, les os et plus rarement vers le cerveau [29]. Les métastases sont plus fréquentes en cas de formes avec invasion importante et en cas d'histologie peu différenciée.

2.1.2.2   LES VARIANTS DU CANCER FOLLICULAIRE

Les cancers à cellules claires sont rares [34]. Leurs caractéristiques architecturales et cliniques sont identiques à celles des cancers folliculaires [36].

Les cancers à cellules oxyphiles (ou cellules de Hürthle) sont formés de cellules caractérisées par leur grande taille, un cytoplasme abondant, granuleux et éosinophile riche en mitochondries, de gros noyaux avec un nucléole proéminent. Il tend à envahir les tissus extra thyroïdiens, et les rechutes locorégionales sont fréquentes.

Les cancers insulaires sont rares [3]. Il s'agit de cancers folliculaires peu différenciés et invasifs. Ils ont un aspect compact mais on observe souvent une différenciation en follicules de petite taille. Les cellules sont monotones. Elles sont plus denses et plus petites que dans les autres cancers folliculaires. L'ensemble rappelle les tumeurs carcinoïdes. Les métastases sont fréquentes, ganglionnaires et à distance. Leur pronostic est défavorable.

2.2   LES CARCINOMES INDIFFERENCIES OU ANAPLASIQUES

− Les cancers anaplasiques, développés aux dépends des cellules folliculaires, représentent moins de 5% de tous les cancers de la thyroïde ; ils ne conservent aucune caractéristiques fonctionnelles des cellules folliculaires ; il s'agit de l'un des cancers humains les plus agressifs.

− Les cancers médullaires, qui se développent à partir des cellules C, représentent environ 5% des cancers de la thyroïde.

− Les tumeurs rares, lymphomes primitifs ou tumeurs d'origine diverse.

3 TRAITEMENT DU CANCER DE LA THYROIDE

3.1 TRAITEMENT INITIAL

Le traitement initial comprend :
— La chirurgie, qui constitue dans tous les cas le principal et le premier acte thérapeutique
— L'administration postopératoire d'un traitement par l'iode 131, en cas de facteurs pronostiques défavorables.
Ses indications ont été clarifiées par une conférence de consensus européenne et des recommandations américaines [24].

3.1.1 TRAITEMENT CHIRURGICAL

3.1.1.1 L'EXERESE THYROIDIENNE

Le traitement chirurgical du cancer de la thyroïde comprend un acte sur la thyroïde et un acte sur les aires ganglionnaires cervicales. Il doit être effectué par un chirurgien expérimenté.

La thyroïdectomie totale est effectuée chez la plupart des patients présentant un cancer clinique. L'intervention débute par une lobectomie du côté du nodule suspect. Si l'examen cytologique préopératoire du produit de ponction a montré des aspects de cancer papillaire et/ou si l'examen histologique extemporané établit le diagnostic de cancer, une lobectomie controlatérale est effectuée.

La morbidité de la thyroïdectomie totale est faible lorsqu'elle est pratiquée par un chirurgien expérimenté.

La chirurgie thyroïdienne doit être complète, ce qui peut conduire, en fonction de l'extension locale, à des exérèses localisées d'organes de voisinage, muscles, trachée, œsophage [1], et exceptionnellement à des gestes plus mutilants tels qu'une laryngectomie subtotale ou totale, une pharyngo-laryngectomie, voire une exentération cervicale.

La thyroïdectomie totale diminue le risque de rechute controlatérale par rapport à une exérèse moins étendue. La thyroïdectomie totale ou subtotale diminue d'environ 50% le taux de rechutes et la mortalité à long terme [21].

L'ablation complète par l'iode 131 est plus souvent obtenue après thyroïdectomie totale qu'après chirurgie moins étendue. La thyroïdectomie totale améliore la sensibilité des examens scintigraphiques du corps entier à l'iode 131 et la spécificité du dosage de thyroglobuline.

Pour les microcancers unifocaux, dont la taille est inférieure ou égale à 1 cm, la lobectomie est suffisante lorsque la tumeur est unifocale et intra-thyroïdienne [40].

Les complications graves de la thyroïdectomie totale, à long terme sont l'hypoparathyroïdie définitive et la paralysie d'une corde vocale.

3.1.1.2 LA CHIRURGIE DES GANGLIONS

La fréquence observée de l'atteinte ganglionnaire dépend de l'extension de la maladie, mais aussi de l'étendue des curages et des méthodes histologiques utilisées pour la rechercher.

En cas de cancer papillaire, des métastases ganglionnaires sont retrouvées dans 35% à 65% des cas. Elles peuvent exister même en cas de micro cancer papillaire. L'envahissement ganglionnaire est observé chez plus des trois-quarts des enfants [30].

En cas de cancer folliculaire, les métastases ganglionnaires sont moins fréquentes : elles sont observées dans moins de 20% des cas [11].

La chirurgie ganglionnaire constitue le traitement le plus efficace des métastases ganglionnaires.

En effet, l'iode 131 permet la destruction des foyers néoplasiques de petites dimensions, mais rarement celle des métastases de 1 cm ou plus qui sont visualisables par les examens morphologiques. L'iode 131 doit donc être considéré comme un complément à la chirurgie, l'association de ces deux modalités thérapeutiques permettant de traiter efficacement l'atteinte ganglionnaire.

En pratique, en cas de cancer papillaire, un curage du compartiment central est pratiqué en routine. Un curage jugulocarotidien complet et conservateur est effectué en cas de métastases ganglionnaires.

3.1.2 TRAITEMENT PAR L'IODE 131

3.1.2.1 INTERET ET INDICATIONS

Le traitement par l'iode 131 se justifie par son efficacité pour détruire les reliquats thyroïdiens et pour son effet sur le taux de rechute à long terme.

1-L'ablation des reliquats thyroïdiens

L'ablation des reliquats thyroïdiens est définie par l'absence de fixation d'iode 131 au niveau de la loge thyroïdienne lors du contrôle isotopique six à douze mois après le traitement. L'ablation complète des reliquats thyroïdiens est obtenue chez 80% à 90% des patients ayant une thyroïdectomie totale, que ce soit avec une activité de 3,7 GBq (100 mCi) ou une activité de 1GBq (30 mCi). La dose minimale à délivrer aux reliquats thyroïdiens afin d'obtenir une ablation totale de la thyroïde est de 300 Gy. Cela peut supposer de faire une étude dosimétrique chez tous les patients afin de déterminer l'activité d'iode 131 à administrer [20].

2-Le traitement post-opératoire par l'iode 131

Le traitement post-opératoire par l'iode 131 permet de détruire les cellules cancéreuses restantes et améliore la survie sans rechute et la survie globale après exérèse chirurgicale incomplète ou douteuse. Toutefois, lorsque l'exérèse chirurgicale a été complète, le traitement par l'iode 131 ne paraît pas apporter de bénéfice significatif en termes de survie sans rechute et de survie globale.

3-La pratique d'un examen scintigraphique du corps entier de haute sensibilité

Cet examen permet parfois de détecter des lésions fixantes qui pourraient être non visibles sur des examens réalisés avec des activités diagnostiques plus faibles. Chez les patients jeunes ayant un cancer papillaire intra-lobaire mesurant moins de 1 cm de diamètre, et dont les facteurs pronostiques sont favorables, le traitement par l'iode 131 n'est pas indiqué [40].

3.1.2.2 PROTOCOLE

Le traitement par l'iode 131 est administré habituellement quatre semaines après la thyroïdectomie totale. Le patient ne doit prendre aucun traitement par hormones thyroïdiennes pendant cette période et éviter une surcharge iodée.
Un dosage de l'iodurie est réalisé afin de s'assurer de l'absence de contamination iodée.

Egalement, un dosage de TSH, dont le taux doit être supérieur à 25 µU/mL, est réalisé le jour de l'administration d'iode 131.

L'administration d'iode 131 à l'Institut Gustave Roussy est de 3,7GBq (100 mCi) ce qui nécessite une hospitalisation de trois à cinq jours en chambre protégée. La dose d'irradiation délivrée à la moelle osseuse est de l'ordre de 0,5Gy. Avec une telle activité, l'examen scintigraphique pourra être réalisé trois à cinq jours après administration d'iode 131 avec une sensibilité optimale.

Le traitement par lévothyroxine est prescrit après l'administration de l'iode 131.

3.2   TRAITEMENT DES RECHUTES ET DES METASTASES

3.2.1   TRAITEMENT DES RECHUTES LOCO-REGIONALES

Lorsque la rechute ganglionnaire ou thyroïdienne est objectivée par la clinique ou les examens morphologique (échographie, scanographie), l'exérèse chirurgicale est plus efficace que le traitement par l'iode 131 [6]. L'iode 131 est efficace pour les envahissements microscopiques mais rarement pour les métastases centimétriques. Bien que l'iode 131 provoque la disparition de la fixation chez plus des trois quarts des métastases ganglionnaires fixantes, des cellules cancéreuses y ont été retrouvées et opérées après négativation de la scintigraphie par plusieurs traitements par l'iode 131.

Avant la reprise chirurgicale, un traitement par l'iode 131 est administré.
La découverte des foyers néoplasiques jusque-là inconnus ainsi que la localisation des foyers fixants se font grâce à un examen scintigraphique du corps entier pratiqué 3 à 4 jours après administration d'iode 131. L'exérèse chirurgicale a lieu le lendemain des scintigraphies.

En cas d'élévation du taux de thyroglobuline, alors qu'il n'y a pas d'anomalie palpable ou morphologique connue, un traitement par 3,7GBq (100mCi) peut être administré.
Si au cours des scintigraphies pratiquées 3 à 4 jours plus tard il y a la découverte d'un ou plusieurs foyers de fixation ganglionnaire, des examens échographiques ou scanographiques seront orientés pour visualiser des anomalies et ainsi effectuer une reprise chirurgicale ou un autre traitement.

En conclusion, en cas de persistance d'anomalies sur des foyers tumoraux de petites tailles après un ou plusieurs traitement par l'iode 131, une reprise chirurgicale sera effectuée.

3.2.2   TRAITEMENT DES METASTASES

L'iode 131 est également utilisé pour le traitement des métastases fixantes. L'iode 131 concentré dans les métastases permet de les détecter par scintigraphie et en même temps de les irradier, ce qui permet de les détruire.

L'efficacité de l'iode 131 est d'autant plus grande que la dose d'irradiation délivrée au tissu métastatique est élevée, une dose de plus de 80 Gy étant nécessaire à la guérison [20].

La dose d'irradiation délivrée est proportionnelle à la concentration radioactive et à la période effective de l'iode 131 dans le tissu thyroïdien normal ou cancéreux.

La concentration radioactive de l'iode 131 peut être plus importante au niveau des métastases de petites dimensions dont la fixation totale est relativement faible, qu'au niveau de métastases volumineuses dont la fixation totale est plus élevée. De plus, les métastases volumineuses paraissent moins sensibles à l'iode 131 que celles de petites dimensions, ce qui peut être lié à une mauvaise vascularisation, à l'hétérogénéité de fixation et à l'accumulation d'anomalies géniques lors de la progression tumorale, qui rendent le tissu tumoral radiorésistant.

Ainsi, l'iode 131 peut détruire les foyers néoplasiques de petite taille même en cas de fixation totale relativement faible, mais rarement ceux de taille importante [24, 31].

Le traitement par l'iode 131 (3,7 GBq) est administré tous les 6 à 12 mois jusqu'à l'administration d'une activité cumulée de 22 GBq.

4 BASES PHYSIQUES

4.1 CARACTERISTIQUES PHYSIQUES

4.1.1 L'ENERGIE, E

L'énergie d'un rayonnement émis, spécifique du radio-isotope (l'unité est l'électron-volt 1 eV=1,6.10^{-19}joule) c'est l'énergie cinétique acquise par un électron soumis à une différence de potentiel de 1 volt.

L'énergie de liaison entre nucléons est considérable, celle des électrons périphériques est beaucoup plus faible, on est amené à utiliser les multiples : keV, MeV

4.1.2 L'ACTIVITE, A

C'est le nombre de transformations nucléaires spontanées, par unité de temps, à un temps donné.

L'unité est le becquerel Bq= 1 désintégration par seconde.

Le curie (Ci) correspond à 3,7 10^{10}Bq, ou 37 GBq, et le mCi à 37 MBq.

L'activité dépend de la constante radioactive λ, caractéristique d'un radionucléide donné, elle exprime la probabilité de désintégration. Il est ainsi possible de quantifier la matière radioactive présente.

$$A_t = A_o.e^{-\lambda t}$$

A activité

λ Constante radioactive

4.1.3 LA PERIODE, T

● La période physique Tp, est le temps au bout duquel l'activité du radionucléide a diminué de moitié. Elle est caractéristique d'un isotope radioactif et peut varier de quelques fractions de seconde à plusieurs milliards d'années.

La décroissance radioactive est exponentielle, la période varie en raison inverse de la constante λ.

$$A = \lambda N \qquad A = Ln2 \times N/T$$

● La période biologique Tb, est le temps au bout duquel la moitié d'une quantité quelconque de cet isotope a été éliminée de l'organisme (par miction par exemple).

● La période effective Te, est définie comme le temps au bout duquel la moitié d'une quantité initiale quelconque a disparu de l'organisme d'une façon ou d'une autre. Elle est donnée par la relation :

$$1/Te = 1/Tp + 1/Tb$$

Un radionucléide ayant pénétré dans l'organisme peut soit :

     – se répartir de façon homogène dans tout l'organisme (tritium, ^{24}Na, ^{36}Cl)

     – se concentrer dans un ou plusieurs organes cibles (^{131}I dans la thyroïde)

Dans le second cas, l'élimination de l'activité incorporée s'effectue par la combinaison de la décroissance radioactive du radionucléide et de l'élimination biologique propre à l'organe cible. En première approximation, on peut considérer que l'élimination biologique obéit à une loi exponentielle de période biologique Tb.

Radionucléide	Organe cible	Tp	Tb	Te
$^{3}_{1}H$	Organisme entier	12 ans	10 jours	10 jours
$^{131}_{53}I$	Thyroïde	8 jours	140 jours	7,6 jours
$^{239}_{94}Pu$	Os	24400 ans	200 ans	200 ans

4.2 L'IODE 131

L'iode 131 est produit par fission de l'Uranium 235, ou par activation neutronique du Tellurium 130.

Il est livré sous la forme d'iodure de sodium d'activité spécifique élevée (l'activité spécifique est le rapport entre l'activité et la masse totale d'iode contenue dans la solution, elle s'exprime en becquerels par kilo (Bq/kg)), en solution liquide ou en capsules pour absorption orale. En raison de son excellente absorption intestinale, l'administration intraveineuse ne s'adresse qu'aux patients ne pouvant l'ingérer.

L'utilisation de l'iode 131 en solution liquide permet d'administrer les activités déterminées aux patients, mais nécessite une hotte ventilée et protégée et comporte un risque d'irradiation du personnel et de contamination de l'environnement.

Les capsules sont plus sûres pour le personnel ; l'ingestion simultanée d'une grande quantité d'eau permet d'éviter que la muqueuse gastrique ne reçoive des doses élevées d'irradiation avant la dissolution de la capsule. L'activité spécifique de l'iode 131 doit être élevée.

L'iode 131 est l'isotope radioactif de l'iode le mieux adapté à la radiothérapie métabolique des maladies thyroïdiennes. Toutefois, le rayonnement γ de haute énergie est abondant : son énergie élevée le rend peu favorable à la détection par une gamma caméra et il contribue à l'irradiation de l'organisme et à celle du personnel. Comparé à l'irradiation externe, le débit de dose de l'iode 131 est faible.

RADIATION	INTENSITE %	Δ fJ Bq-1S-1
β-1	2,1	0,23
β-3	7,2	1,12
β-4	89,9	27,59
γ14	81,6	47,65
γ17	7,1	7,26
γ19	1,8	2,06

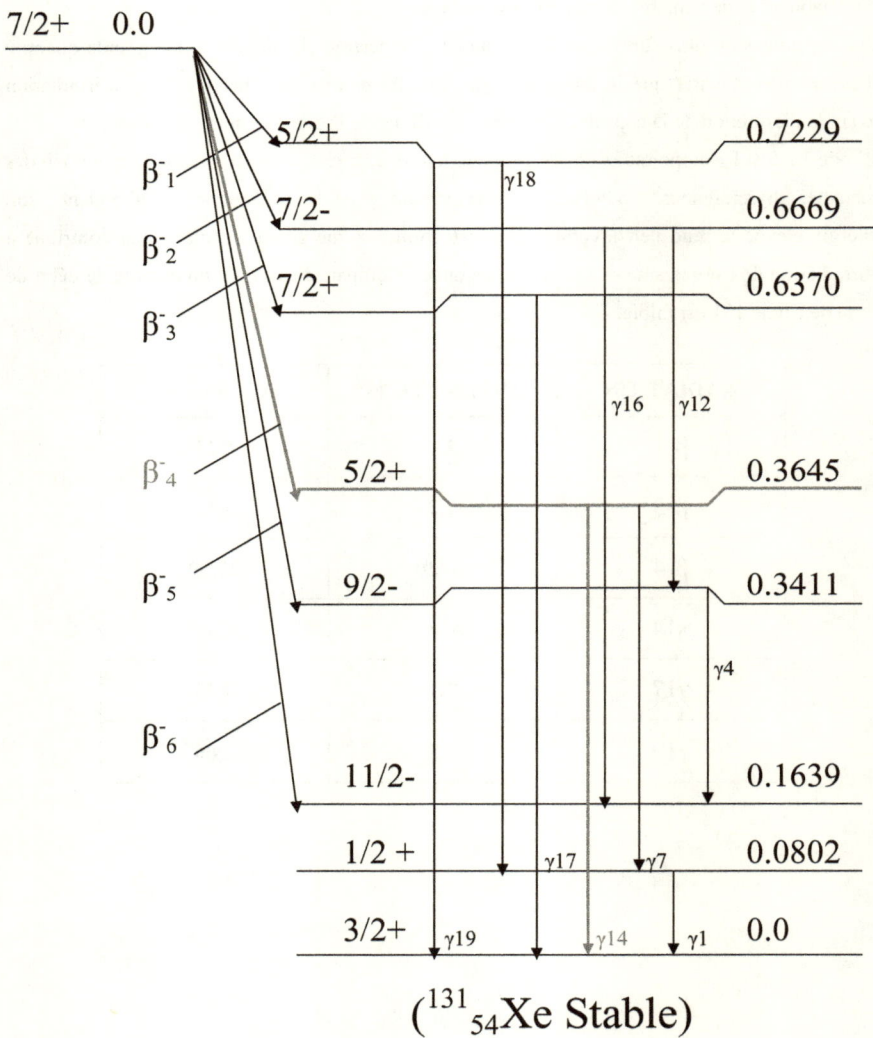

$^{131}_{53}$I (8.04 jours)

7/2+   0.0

β⁻₁   5/2+   0.7229
              γ18
β⁻₂   7/2-   0.6669

β⁻₃   7/2+   0.6370

                      γ16   γ12

β⁻₄   5/2+   0.3645

β⁻₅   9/2-   0.3411

                                  γ4

β⁻₆   11/2-   0.1639

       1/2 +   γ17   γ7   0.0802

       3/2+   γ19   γ14   γ1   0.0

($^{131}_{54}$Xe Stable)

5 LES EFFETS RADIOBIOLOGIQUES DE L'IODE 131

En cas de foyer fixant l'iode 131, l'essentiel de la dose est délivrée par le rayonnement béta. En considérant une source sphérique, assimilable à une lésion fixant l'iode 131, quatre notions doivent être soulignées :

– Pour une concentration radioactive constante, la dose moyenne au tissu, due à l'émission β, croît avec le rayon de la sphère jusqu'à un rayon de 10 mm, puis devient constante.

– La dose absorbée à la surface de la sphère, est égale à environ la moitié de la dose absorbée au centre de la sphère.

– La dose absorbée par les tissus environnants dépend peu du diamètre de la sphère radioactive. Les rayons β d'énergie maximale peuvent, lorsque leur trajectoire dans l'eau ou les tissus est linéaire, avoir un parcours en ligne droite d'environ 3 mm. En fait, cette situation est exceptionnelle et 95% de la dose due aux rayonnements β de l'iode 131 est absorbée dans une sphère de 1 mm de rayon autour de la source.

– La contribution à la dose absorbée des rayonnements γ croit avec la taille du tissu fixant. Cette contribution est égale à 7% de la dose dans le cas d'une sphère de 10 mm de diamètre, et peut atteindre 20% pour une sphère de 30 mm de diamètre.

6 DOSIMETRIE

6.1 LA DOSE ABSORBEE D

La dose absorbée correspond à l'énergie apportée par les rayonnements ionisants à la matière. L'unité est le gray (Gy), dose absorbée dans une masse de matière de 1 kilogramme à laquelle les rayonnements ionisants apportent en moyenne de façon uniforme une énergie de un joule. Le débit de dose absorbée s'exprime en Gy $^{s-1}$ h$^{-1.}$

Le débit de dose, qui est la quantité d'énergie absorbée par unité de temps et de matière, est directement proportionnel à l'activité par unité de matière et à la quantité d'énergie émise par désintégration. Dans le cas d'un volume très grand de matériau équivalent tissu contenant une distribution uniforme de radionucléide :

Energie émise = énergie absorbée

Energie émise/temps = (désintégrations/temps) x (énergie/désintégration)

Comme l'activité est le nombre de transitions par unité de temps :

$$Energie~émise/temps = (activité)~x~(énergie/désintégration)$$

Si toute l'énergie émise est absorbée dans le milieu

Soit   D   le débit de dose absorbée

          A   l'activité

          m   la masse du tissu

          E   l'énergie moyenne émise par désintégration

$$\mathbf{D = k~x~(A/m)~x~E}$$
$$\textbf{Avec k fonction des unités}$$

$$\mathbf{D~(Gy/s) = 1,6~x~10^{-13}~x~(A/m)~x~E}$$

$$\mathbf{D~(mGy/h) = 0,576~x~(A/m)~x~E}$$

Le débit de dose n'est que le reflet à un instant donné de l'exposition d'un tissu ou d'un organe. L'objectif de la dosimétrie interne est de calculer la dose absorbée par ce tissu (ou organe) ce qui revient à intégrer le débit de dose en fonction du temps.

Dans le cas simple où l'activité de la source peut être considérée comme constante sur un temps t, la dose absorbée moyenne, D moyenne = D x t

Comme l'activité n'est pas constante, D moyenne est obtenue par la sommation de l'intégration des débits de dose correspondant aux différentes sources h.

$$D~moyenne = \sum_h S~(r_k \leftarrow r_h) \int A_h~(t)~x~dt$$

$$A~cumulée = \int A_h~(t)~x~dt$$

La dose absorbée moyenne par une cible, rk, s'exprime alors par :

$$D~moyenne~(r_k) = \sum_h A~cumulée~x~S~(r_k \leftarrow r_h)$$

L'activité cumulée :

La variation de l'activité en fonction du temps dans le compartiment étudié s'exprime par :

$$A(t) = A_{oh} \times \exp[(-\ln 2 / Teff) \times t]$$

L'intégration mathématique conduit à :

$$A \text{ cumulée }(t) = 1{,}44 \times Teff \times A_{oh} \times [1 - [\exp(-\ln 2/Teff) \times t]] \, t0$$

Quand $t = \infty$ $\qquad$ A cumulée $= 1{,}44 \times Teff \times A_{0h}$

D moyenne $= k \times Teff \times A_{oh}/m$

6.2 LE TEMPS DE RESIDENCE

Le temps de résidence, τ_h, d'un radionucléide dans une source r_h, peut remplacer l'activité cumulée.

Il se définit par : $\qquad \tau_h = \tilde{A}_h / A_0$

Où l'activité cumulée dans une source est normalisée par l'activité administrée A_0.

Cette formulation revient à considérer que l'activité cumulée dans un organe h est comme si l'administration de l'activité Ao était restée dans cet organe pendant un temps τ_h, sans décroissance physique ni élimination.

6.3 LA DOSIMETRIE DE L'IODE 131 : LA THYROIDE

La dosimétrie de l'iode 131 dans les tissus thyroïdiens fixants se heurte à trois obstacles :

- Le volume dans lequel se répartit l'iode 131 (thyroïde et/ou métastases) est connu de façon approximative. Il ne peut être déterminé lorsque les foyers fixants ne sont pas visualisables par les examens morphologiques, ce qui est le cas des métastases pulmonaires infra radiologiques. Or, la concentration radioactive est égale au rapport entre l'activité fixée et le volume du foyer fixant.

- La période biologique de l'iode 131 dans le tissu thyroïdien peut varier en cas de métastases, d'un patient à un autre, et chez un même patient d'une métastase à l'autre.

Elle peut également varier au cours du temps. La période effective est d'environ sept jours dans le tissu thyroïdien normal ; elle est plus courte dans le tissu cancéreux dans lequel elle est en général comprise entre moins de un jour et trois jours.

- La répartition de l'iode 131 est hétérogène dans les tissus cancéreux, d'un foyer fixant à l'autre mais également à l'intérieur de chaque foyer fixant.

Schématiquement, la concentration radioactive dans une thyroïde normale est d'environ 1% de l'activité administrée par gramme de tissu thyroïdien, alors qu'elle est comprise entre 0,5% et moins de 0,001% dans le tissu tumoral.

Le tissu thyroïdien non tumoral reçoit après l'administration de 3,7GBq une dose de 500 Gy ou plus.

En considérant une fixation de 0,1% par gramme de tumeur, la dose délivrée après l'administration de 3,7GBq est de 30 Gy si la période effective est de trois jours et de 15 Gy si cette période est de un jour et demi.

On comprend ainsi que si la période est de trois jours, une tumeur de 5 grammes qui fixe au total 0,5% de l'activité administrée (soit 0,1% par gramme) reçoit une dose d'environ 30 Gy, beaucoup plus importante qu'une tumeur de 100 grammes dont la fixation est au total de 1% (soit 0,01% par gramme), et qui reçoit une dose d'environ 3 Gy.

Lors du traitement par l'iode 131 pour cancer de la thyroïde, les patients sont hypothyroïdiens (le taux de TSH devant être supérieur à 25 µU/mL le jour de la prise de l'iode 131), ce qui diminue la clairance rénale de l'iode 131 et augmente ainsi la rétention de l'iode 131 par l'organisme et donc son irradiation. De plus, la fixation de l'iode 131 par d'éventuels foyers néoplasiques fixants et les différences de morphologie d'un patient à l'autre ne sont pas prises en compte dans les modèles actuels (MIRD) ce qui peut modifier de manière importante les estimations de doses déduites des modèles mathématiques.

D'ailleurs, la dosimétrie biologique par la numération des anomalies chromosomiques instables (dicentriques) et surtout des anomalies stables (translocations par la méthode de la FISH) permet de calculer la dose moyenne reçue par la moelle osseuse, qui est d'environ 500 mGy après l'administration de 3,7 GBq (100 mCi), dose qui est 2 à 3 fois supérieure à celle déduite des modèles mathématiques établis chez les sujets euthyroïdiens. Cela montre clairement que d'autres modèles mathématiques doivent être établis et validés pour la dosimétrie de l'iode 131 administré en cas de cancer de la thyroïde.

6.4 LA DOSIMETRIE DE L'IODE 131 : LES ORGANES EXTRA THYROIDIENS

L'irradiation des autres tissus est liée aux rayons γ émis par l'iode 131 concentrés dans la thyroïde et par les rayons γ et β de l'iode 131 circulant ou concentrés localement (vessie, estomac, glandes salivaires, colon).

Il est important de connaître la dose reçue par le tissu thyroïdien sain, ou tumoral. Mais il est aussi important de connaître la dose reçue par les différents organes du corps du patient, car, en cas d'administration d'iode 131, l'ensemble de l'organisme est irradié. C'est pourquoi des modèles mathématiques ont été élaborés, par exemple pour estimer chez des sujets euthyroïdiens ayant une glande thyroïde fonctionnelle et une morphologie définie, la dose d'irradiation délivrée à la thyroïde et au reste de l'organisme après l'exposition à de faibles activités d'iode 131.

7   LES EFFETS SECONDAIRES DE L'IODE 131

Les effets secondaires de l'iode 131 sont relativement peu fréquents et sont difficiles à évaluer sachant que le nombre de patients traités pour cancer de la thyroïde dans chaque centre est limité.

Afin d'évaluer le risque de cancer secondaire chez des patients atteints de cancer de la thyroïde, une cohorte européenne a été constituée, en réunissant trois cohortes de patients atteints de cancer de la thyroïde (Suède, Italie, France).

L'étude concernait 6841 patients atteints de cancer de la thyroïde, diagnostiqués durant la période 1934-1995, avec une moyenne d'âge de 44 ans.
En tout, 17% étaient traités avec une radiothérapie et 62% ont reçu de l'iode 131. Au total, 576 patients étaient diagnostiqués avec un cancer primitif secondaire. Comparé à la population générale de chacun des trois pays, il y a eu une augmentation globale du risque de cancer primitif secondaire de 27%.
Une augmentation du risque des tumeurs solides et de leucémies était trouvée avec l'activité cumulée d'iode 131 administré, avec un excès du risque absolu de 14,4 cancers solides et de

0,8 leucémies par GBq d'iode 131 et $10E^5$ personnes années suivies.

Une relation était trouvée entre l'administration d'iode 131 et l'apparition de cancer de l'os, des tissus mous, de cancer colorectal et des glandes salivaires.

Ces résultats soulignent la nécessité de préciser les indications du traitement à l'iode 131 chez les patients atteints d'un cancer de la thyroïde dont l'utilisation doit être restreinte aux patients chez qui un bénéfice clinique est attendu.

8 RADIOPROTECTION A LA SUITE D'UNE THERAPIE A L'IODE 131

La thyroïde pouvant capter l'iode, il est possible de traiter des affections thyroïdiennes à l'aide d'iode radioactif.

Dans le cas du traitement du cancer de la thyroïde, de métastases, de l'hyperthyroïdie et de goitre bénin, l'objectif est de détruire les cellules sans que d'autres organes ne soient affectés.

En cas d'administration d'une activité thérapeutique d'iode 131, le patient est hospitalisé en milieu protégé.

Le rayonnement γ émis par l'iode 131 peut irradier d'autres personnes.

La dose reçue est :
- proportionnelle à l'activité du radioélément, à l'énergie des particules, à la durée d'exposition, à la période, à la nature du rayonnement.
- inversement proportionnelle au carré de la distance L/d^2.

Pour minimiser l'irradiation de l'entourage il faut :
- limiter le temps de contact avec le patient.
- augmenter la distance par rapport au patient.
- utiliser un écran.

Généralement, le rayonnement externe direct provenant du patient et l'expiration d'iode 131 constituent des sources potentielles d'irradiation pour les autres personnes. L'exposition à ces sources doit être empêchée ou réduite au niveau le plus faible raisonnablement possible.

La réglementation diffère selon les pays, même à l'intérieur de l'union européenne. Dans de nombreux pays, comme la France, l'hospitalisation est nécessaire en cas d'administration d'activités supérieures à 1 GBq (30 mCi). Les recommandations sont de ne pas faire sortir de l'hôpital les patients dont le débit de dose à un mètre est supérieur à 20µSv/h, ce qui correspond à une activité comprise entre 0,7 et 1 GBq (soit 20 à 30 mCi).

Même dans ces conditions, il faut demander aux patients de ne pas rester pendant une semaine :

– assis ou debout à proximité d'une personne plus d'une heure et de maintenir une distance d'au moins 1 mètre, que ce soit au domicile, au travail ou dans les transports en commun.

– en contact avec les enfants et les femmes enceintes.

Dans d'autres pays comme l'Allemagne, la réglementation est beaucoup plus stricte.

La voie d'excrétion principale de l'iode 131 étant l'urine, le patient traité par une activité thérapeutique d'iode 131 supérieure à 1 GBq (30 mCi) est hospitalisé dans une chambre spécialement équipée, dont les effluents liquides sont déversés dans des cuves de décroissance. Les autres voies de contamination possibles de l'entourage sont la salive et la sueur, ce qui nécessite des mesures appropriées pour éviter une contamination de l'entourage.

Des recommandations orales et, écrites, doivent être données aux patients. De plus, le personnel hospitalier, médical et paramédical, doit bénéficier d'une information spécifique et régulièrement entretenue.

Enfin, il faut s'assurer, par des examens appropriés, avant chaque administration d'iode 131 qu'une contraception efficace est effectuée et de l'absence de grossesse. De plus, toute pathologie risquant de nécessiter un traitement urgent doit être contrôlée avant l'administration d'iode 131.

ETUDE CLINIQUE

1 OBJECTIFS

Des études récentes ont montré la survenue d'un excès de cancers extra-thyroïdiens et de leucémies après exposition à de fortes activités cumulées d'iode 131 [28, 41] à des fins thérapeutiques. Afin d'améliorer l'interprétation de ces résultats, il est nécessaire de disposer de données dosimétriques pertinentes. Comme la fixation n'est pas homogène dans l'organisme, une méthodologie adaptée doit être mise en œuvre, elle aura pour but principal de compléter les données fournies par la Commission Internationale de Protection Radiologique (CIPR). En particulier, les données de la CIPR ont été obtenues chez des sujets euthyroïdiens auxquels avait été administrée une activité diagnostique.

Ces données sont insuffisantes car :

- La rétention de l'iode est prolongée en cas d'hypothyroïdie, état dans lequel les patients sont traités.
- La biodistribution après une activité thérapeutique peut être différente de celle d'une activité diagnostique, la morphologie des sujets est variable, l'accumulation au niveau de l'estomac et du colon n'est pas prise en compte et il peut exister des fixations métastatiques.

La fixation de l'iode 131 par le tissu thyroïdien dépend essentiellement du degré de différenciation cellulaire et de la stimulation par la thyréostimuline humaine (TSH) [32] dans le sang et sûrement d'autres paramètres comme l'apport alimentaire en iode. La procédure standard pour augmenter la concentration sérique en TSH consiste à interrompre le traitement freinateur par les hormones thyroïdiennes [19], ce qui induit une hypothyroïdie. L'utilisation de la TSH recombinante humaine, Thyrogen®, alors que les patients sont en état d'euthyroïdie sous hormones thyroïdiennes, permet d'éviter la morbidité associée à l'hypothyroïdie [16, 26].

La thyrotropine alfa (thyréostimuline humaine recombinante) est une glycoprotéine hétérodimère produite par la technologie de l'ADN recombinant. Elle est constituée de deux sous-unités liées de manière non covalente. Les ADNc codent pour une sous-unité alpha de 92 résidus d'acides aminés comportant deux sites de N-glycosylation, et une sous-unité bêta de 118 résidus d'acides aminés comportant un site de N-glycosylation. Elle possède des propriétés biologiques comparables à la thyréostimuline humaine naturelle (TSH). La liaison de la TSH aux récepteurs de la TSH sur les cellules thyroïdiennes stimule la fixation de l'iode, ainsi que la synthèse et la libération de thyroglobuline, de triiodothyronine (T3) et de thyroxine (T4).

Après une injection intramusculaire unique de 0,9 mg, le pic principal (Cmax) s'élève à 116 +/- 38mU/L et se situe environ à 13 +/-8 heures. La période d'élimination est de 22 +/- 9 heures. La voie d'élimination principale de la thyrotropine alfa est la voie rénale, et dans une moindre mesure, hépatique. L'utilisation de la rhTSH se fait par injection intramusculaire de 0,9 mg sur deux jours consécutifs. Pour le traitement par l'iode 131, une activité de 1,1 à 3,7 GBq d'iode 131 est administrée le jour qui suit la deuxième injection. En effet, la fixation de l'iode 131 par la thyroïde normale est maximale lorsque l'iode est administré le lendemain de la deuxième injection. Le taux sérique de thyroglobuline en réponse à la rhTSH augmente plus tard que ceux de la T3 et la T4, avec un maximum deux à trois jours après l'injection de rhTSH [34].

Nous avons procédé à des mesures individuelles chez des patients atteints de cancer de la thyroïde, dans deux situations :

- En état d'hypothyroïdie après un arrêt du traitement prolongé par hormones thyroïdiennes, constituant la manière habituelle de préparation
- En état d'euthyroïdie pendant le traitement par thyroxine, après une préparation par la TSH recombinante humaine.

Le but de cette étude est de fournir des valeurs qui reflètent mieux les comportements biologiques de l'iode 131 dans ces deux situations. Ceci permettra d'améliorer les estimations dosimétriques pour l'iode 131. Pour cela, nous avons réalisé à différents temps après l'administration d'une activité thérapeutique :

- Des mesures de la rétention corps entier au moyen du dispositif de comptage externe installé dans les chambres d'hospitalisation ;
- Des scintigraphies corps entier quantitatives pour l'étude de la biodistribution ;
- Des recueils et analyses de prélèvements urinaires.

Les mesures de rétention corps entier renseignent sur la façon dont l'iode 131 est éliminé d'un point de vue global. Il est donc possible à tout moment de connaître la radioactivité résiduelle présent dans le patient. Les scintigraphies corps entier permettent de déterminer, pour les organes qui présentent un niveau significatif de fixation (estomac, colon, vessie), les cinétiques de fixation et d'élimination. Enfin, le recueil des urines fournit les informations nécessaires à la reconstitution de l'irradiation de la vessie pour un radiopharmaceutique qui est préférentiellement éliminé par voie urinaire.

2 MATERIELS ET METHODES

2.1 LES DIFFERENTS GROUPES DE PATIENTS

L'étude porte sur 221 patients ayant été opérés pour un cancer de la thyroïde ainsi que 12 patients traités au préalable par du Thyrogen®. Le traitement des patients s'effectue au sein du service des « Hauts de Seine » à l'Institut Gustave Roussy à Villejuif. Les données des patients sont recueillies de décembre 2004 à octobre 2006.

L'activité d'iode 131 administrée aux patients est de :
    3700 MBq (100 mCi) pour 194 patients
    1110 MBq (30 mCi) pour 27 patients.

Les gélules d'iode 131 utilisées : Capsion® (Schering Cis-Bio, Saclay, France)

L'état des patients est le suivant :
    - en état d'hypothyroïdie après un arrêt du traitement prolongé des hormones thyroïdiennes
    - en état d'euthyroïdie après une préparation par la TSH recombinante humaine (Thyrogen®).

Lors du traitement, les patients sont hospitalisés pendant trois à quatre jours dans des chambres protégées du service des « Hauts de Seine » de l'Institut Gustave Roussy.

2.2 LE PROTOCOLE DE SUIVI DES PATIENTS

2.2.1 MESURE DE LA RETENTION CORPS ENTIER

La mesure de la rétention corps entier est effectuée chez tous les patients par un comptage externe *(Annexes 1 et 2).*
Les patients reçoivent une information orale concernant le traitement par l'iode 131, ainsi que la méthode utilisée pour le recueil des mesures de radioactivité. Une note d'information écrite leur est remise à la fin de l'entretien :

« Madame, Monsieur,

Vous êtes hospitalisé(e) pour le traitement de votre tumeur de la thyroïde, et vous allez recevoir l'iode radioactif (iode 131). L'iode radioactif que vous allez ingérer passe dans la circulation sanguine, se fixe sur le tissu thyroïdien normal ou tumoral et le détruit. Une partie de l'iode n'est pas fixée, et est éliminée hors de votre organisme principalement par voie urinaire.

Pour connaître la vitesse d'élimination de l'iode radioactif et évaluer la radioactivité reçue par différents organes (vessie, estomac, colon), nous réalisons au cours de votre hospitalisation des mesures de la radioactivité de l'ensemble de l'organisme et de celle éliminée dans les urines, ainsi que des scintigraphies répétées.

Pour les mesures de radioactivité, nous avons besoin de votre collaboration :

Votre chambre est équipée d'un compteur de radioactivité situé au plafond, au-dessus de votre lit. Ce dispositif va réaliser automatiquement des mesures de radioactivité. Un signal sonore vous avertit qu'une mesure de radioactivité va débuter. Dès ce signal, nous vous demandons de vous allonger au milieu du lit, sur le dos, les bras le long du corps, et de conserver cette position jusqu'à ce que le deuxième signal sonore (qui indique la fin de la mesure au bout d'1 minute environ) se fasse entendre. Les mesures sont réalisées de la façon suivante :

- *une heure après la prise d'iode, **sans que vous soyez allé aux toilettes** entre la prise d'iode et la mesure;*
- *la deuxième, le soir vers 20 heures;*
- *la troisième, le lendemain matin vers 8 heures;*
- *puis toutes les douze heures, à 20 heures et 8 heures, c'est-à-dire deux fois par jour.*

L'enregistrement de ces données est automatique et vous ne ressentirez rien lors des mesures.

> ***Il est important que la hauteur de votre lit***
> ***ne soit pas modifiée pendant l'hospitalisation***

Le Radiopharmacien ou le physicien reste à la disposition des patients pour répondre à leurs diverses questions sur le protocole d'acquisition des mesures de la radioactivité. »

Le temps de rétention corps entier est évalué grâce à un système d'acquisition dédié (sonde ARIES, France) installé dans les six chambres utilisées pour les traitements par l'iode 131.

La sonde est constituée d'un cristal NaI (Tl) de 1 pouce (2,54 cm) couplé à un photomultiplicateur. Chaque détecteur est fixé au plafond des six chambres. Un collimateur approprié définit un champ rectangulaire couvrant le lit du patient. L'acquisition des données et leur archivage sont réalisés par un ordinateur relié aux sondes.

La mesure pour chaque patient consiste en 7 à 9 mesures en fonction de la durée d'hospitalisation. Les mesures sont effectuées approximativement 0,5 ; 2 ; 14 ; 26 ; 38 ; 50 ; et 62 heures après l'ingestion d'iode 131 par les patients avec un enregistrement de 7 données. Deux mesures additionnelles sont réalisées à 74 et 86 heures. La rétention ainsi montre qu'il n'y a pas eu d'élimination d'iode 131 par le patient lors de la première mesure.

Toutes les mesures pour chaque patient sont conduites avec la même sonde à une même distance entre le lit et le plafond de la chambre du patient, utilisant ainsi une géométrie de comptage reproductible.

Le logiciel d'exploitation du compteur est fourni avec le compteur ARIES.
Les informations nécessaires qu'il faut entrer dans le logiciel sont les suivantes :
- le nom du patient
- le prénom du patient
- la date de naissance
- le numéro de dossier.
Il faut programmer la fréquence des mesures en fonction de l'heure d'administration de la gélule au patient.
L'heure d'administration de la gélule d'iode 131 est notée sur le cahier en laboratoire chaud et cette heure correspond au T0.

La fréquence des mesures se fait selon le protocole suivant :
J0 correspond au jour d'administration.
La première mesure se fait une heure après la prise de la gélule d'iode 131 sans que le patient ne soit allé aux toilettes. Après la première mesure, le patient est libre de se rendre aux toilettes et ainsi éliminer l'iode 131.
Une deuxième mesure s'effectue vers 20h.
Les autres mesures ont ensuite lieu toutes les 12 heures. Dans ces conditions la dernière intervient à J3 (8 h) avant la scintigraphie du corps entier.

2.2.2 EVOLUTION DU CONTENU DE LA VESSIE

Les dosages urinaires ont été effectués chez 19 patients parmi les 221 patients étudiés en sevrage.

L'élimination de l'iode 131 se fait principalement par voie urinaire. Afin de reconstituer l'ensemble de ce mécanisme, il est nécessaire de disposer pour chaque miction des paramètres suivants :

- la date et l'heure du prélèvement
- le volume de la miction

Pour cela nous mettons à la disposition du patient des tubes numérotés ainsi qu'une feuille de recueil.

2.2.2.1 LE RECUEIL DES PRELEVEMENTS URINAIRES PAR LE PATIENT

Après l'administration de l'iode 131, le patient doit à chaque miction pendant son hospitalisation se conformer aux instructions suivantes qui lui sont expliquées par oral et par écrit sur un document qui lui est remis :

«   *- noter la date et l'heure de la miction sur la feuille jointe;*

- recueillir les urines dans le récipient gradué que vous poserez sur la cuvette des toilettes ;

- relever le volume d'urine à l'aide des graduations, et le noter sur la feuille jointe (dans l'ordre des mictions);

- prélever, à l'aide de la pipette, 1 ml d'urines, et le déposer dans le tube à essai correspondant (la première miction est déposée dans le tube n°1, et ainsi de suite).

Vous pouvez ensuite vider le reste des urines dans les toilettes, et rincer le récipient gradué.

Les échantillons d'urines seront récupérés et analysés lors de votre sortie du service.

Enfin, outre la scintigraphie habituelle réalisée au 3ème jour après la prise d'iode 131, nous réaliserons deux examens scintigraphiques du corps entier, le lendemain et le surlendemain de la prise d'iode 131.

Nous vous remercions pour vote collaboration, et restons à votre disposition pour vous fournir toute information supplémentaire. »

2.2.2.2 LA MESURE DE LA RADIOACTIVITE DE CHAQUE PRELEVEMENT URINAIRE

Les échantillons sont dilués au $10^{\text{ème}}$ et sont traités en double.

– Matériel de mesure : bocal, pipette et tubes numérotés
– Réalisation des examens : à partir de l'administration pendant 3 jours
– Durée : jusqu'à trois jours après administration
– Personnel en charge des mesures : radiopharmacie

Ces mesures urinaires nous permettent d'évaluer le temps de résidence de l'iode 131 dans la vessie.

Les mesures urinaires sont obtenues au moyen d'un passeur d'échantillon calibré (LKB 1282 Compugamma, Wallac, Turku, Finlande) équipé d'un scintillateur à puits avec un cristal NaI *(Annexe 3)*.

2.2.3 MESURE DES CONTENUS RADIOACTIFS DE L'ESTOMAC, DU COLON ET DES FOYERS FIXANTS

Elle est effectuée chez 19 patients.

Ces grandeurs sont déterminées à partir des scintigraphies quantitatives corps entier effectuées au moyen de la caméra AXIS Philips *(Annexe 4)*.

Matériel de mesure :	Caméra à scintillation calibrée AXIS (Philips), calibrée pour la quantification de la fixation de l'iode 131.
Fréquence des examens :	Après traitement par l'iode 131 le lundi mardi (J1), mercredi (J2), et jeudi (J3) Une scintigraphie supplémentaire peut être réalisée le vendredi (J4) selon la disponibilité du patient.
Mesure des épaisseurs du patient :	Le jour de la dernière acquisition (J3) Epaisseur du cou Epaisseur au niveau de la xyphoïde (debout) Epaisseur au niveau de l'ombilic (debout) Tour de taille

- 35 -

	Largeur de l'abdomen (couché)
	Au niveau d'éventuels sites métastatiques
Exploitation des images :	Méthode de tracé des « ROI » (region of interest)
Sortie de film :	Pour chaque acquisition en notant le nombre de coups
Personnel en charge des examens :	Service de médecine nucléaire
Protocole :	J1 et J2 : acquisition corps entier (24 cm/min) après miction, sans repère anatomique (99mTc), douche non obligatoire.
	J3 : acquisition corps entier (16 cm/min) après miction, douche obligatoire, avec repères anatomiques (99mTc)

Scintigraphie corps entier : visualisation des organes sources et quantification du contenu en iode 131, en particulier estomac, colon et au niveau de foyers fixants éventuels.

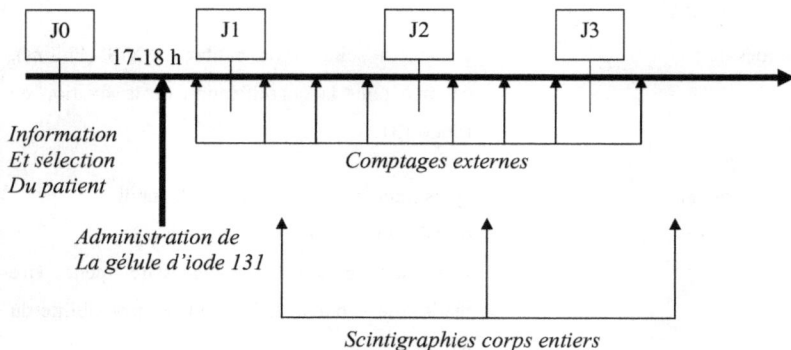

Parallèlement, des mesures de débit d'exposition sont recueillies :
- grâce au dosimètre électronique, lors de la prise en charge des patients
- par mesure à la console de la caméra (Field Spect et RAMDA).

2.3 LE TRAITEMENT DES DONNEES

2.3.1 MESURE DE LA RETENTION CORPS ENTIER

Le compteur installé dans les chambres nous donne des résultats en coups par minute à une date et une heure précises.
Le traitement des données se fait sur une feuille de calcul sous Excel.

La différence entre le comptage brut et le comptage net nous donne la mesure du bruit de fond.

Pour déterminer la période effective et le temps de résidence, nous utilisons deux modèles d'élimination de l'iode 131. Un modèle mono-exponentiel de type : $Y=Ao.e(-\alpha t)$, et un modèle bi-exponentiel de type : $Y=\alpha 1.e(-\beta 1t) + \alpha 2.e(-\beta 2t)$.
A l'aide du logiciel *KALEIDAGRAPH,* nous effectuons des ajustements qui nous permettent d'obtenir les coefficients α, $\alpha 1$, $\beta 1$, et $\beta 2$.

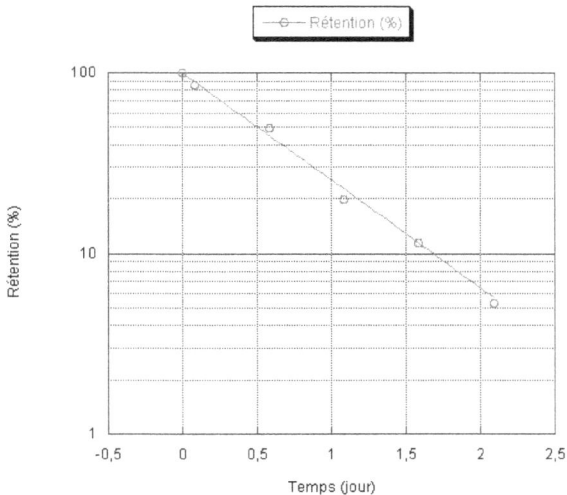

Figure 1 : Exemple de rétention corps entier mono-exponentielle

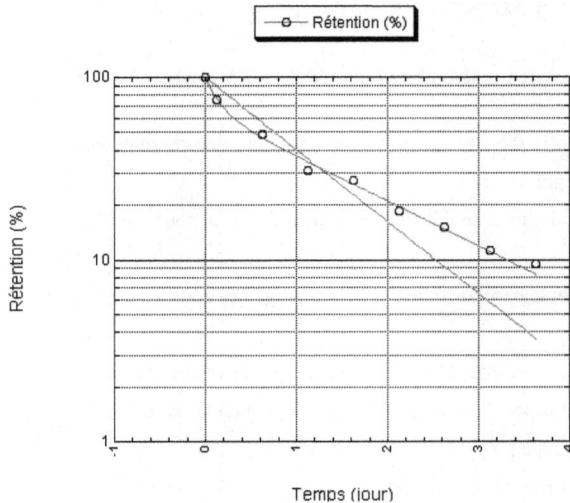

Figure 2 : Exemple de rétention corps entier bi-exponentielle

2.3.2 MESURE DU TEMPS DE RESIDENCE DE LA VESSIE

Les données sont répertoriées et traitées sur une feuille Excel sous forme de tableaux.

2.3.3 MESURE DU TEMPS DE RESIDENCE DE L'ESTOMAC ET DU COLON

Exploitation des données obtenues à partir des scintigraphies corps entier.

Les scintigraphies corps entier sont réalisées sur une caméra à scintillations (AXIS – PHILIPS) double têtes préalablement calibrée. A partir des images obtenues à J1, J2 & J3, il est possible :

- de déterminer les organes qui fixent l'iode 131 (estomac, colon principalement);

- de tracer des zones d'intérêt autour de ces organes pour connaître le nombre d'événements enregistrés par les détecteurs.

Le calibrage de la caméra à scintillations permet alors de calculer l'activité absolue en MBq contenue dans ces différentes structures anatomiques (**Fig. 15**).

Cette méthodologie est identique à celle habituellement mise en œuvre dans le service pour connaître le taux de fixation des reliquats thyroïdiens après ablation, ou des éventuelles métastases. Dans le cadre de ce travail l'ensemble de ces opérations, hormis le tracé des zones d'intérêts, est réalisée grâce à une feuille de calcul Excel.

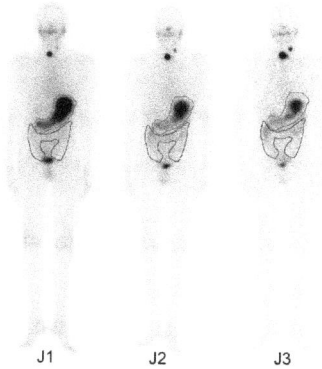

Figure 3 : Exemple d'images (moyenne géométrique) et de zones d'intérêt

Une fois cette opération réalisée, il reste à modéliser le comportement bio cinétique de l'iode 131. Pour cela nous effectuons un ajustement par une méthode des moindres carrés en utilisant les hypothèses suivantes :

- A t=0, 100 % de l'activité est présente dans l'estomac et 0 % dans le colon ;
- L'activité contenue dans l'estomac suit une loi bi-exponentielle ;
- Dans le colon il existe une phase de captation assez rapide suivie d'un mécanisme d'élimination décomposable en exponentielles.

La Figure 4 donne un exemple des ajustements obtenus. Le logiciel employé est « KaleidaGraph » (Synergy Software). A partir des relations mathématiques fournies par l'ajustement il est possible, par intégration, de calculer les temps de résidence dans ces organes.

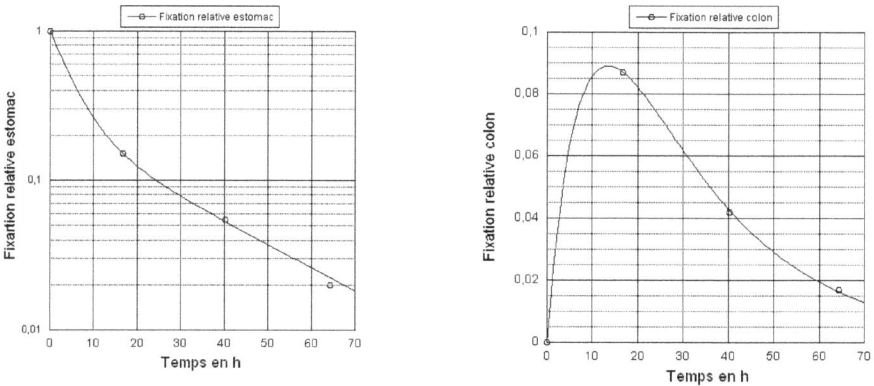

Figure 4 : Exemple d'ajustement de données pour l'estomac et le colon

3   RESULTATS

3.1   ETUDE DE LA PERIODE EFFECTIVE DE L'IODE 131

3.1.1   COMPARAISON DE LA PERIODE EFFECTIVE EN FONCTION DE L'INTENSITE ET DE LA LOCALISATION DES FIXATIONS

La période effective est calculée chez tous les patients.

La période effective est identique chez les patients traités par 1,1 GBq et par 3,7 GBq, ce qui permet d'étudier tous les patients ensemble.

La période effective n'est pas liée au fait qu'il s'agisse d'un premier traitement par l'iode 131 ou que le patient ait déjà été traité par l'iode 131.

Tous les patients avaient un taux de créatinine normal, ce qui permet d'exclure une insuffisance rénale sévère.

Dans le tableau n°1, les patients sont classés en fonction de la localisation des foyers fixants. La moyenne de la période effective de l'ensemble des patients est de 15,6 heures. La période effective est identique pour les patients avec des métastases ganglionnaires ou des reliquats thyroïdiens. En revanche, elle est plus longue pour les patients avec des métastases pulmonaires et/ou osseuses (Tableau 1 et Figure 1).

- 15,6 heures pour les métastases ganglionnaires et les reliquats thyroïdiens

- 17,7 heures pour les métastases osseuses et/ou pulmonaires.

La différence entre ces deux groupes est significative au seuil de 5% (p=0,015).

Tableau 1 : Période effective en fonction de la localisation des fixations de l'iode 131

	Nombre	Teff (h)		T résidence	
	n	Moyenne	Ecart type	Moyenne	Ecart type
Patients en sevrage	240	15,6	4,9	22,4	7,0
Pas de fixation	23	15,3	5,1	22,1	7,4
Métastases ganglionnaires	18	15,6	4,6	22,5	6,6
Métastases osseuses et/ou pulmonaires	31	17,7	6,5	25,5	9,4
Reliquats thyroïdiens	124	15,6	4,7	22,5	6,7
Reliquats thyroïdiens + métastases ganglionnaires	32	15,0	3,2	21,6	4,6

Tableau 2 : Répartition de l'échantillon de patients avec données sur le taux de fixation

Métastases ganglionnaires	7
Métastases osseuses et/ou pulmonaires	23
Reliquats thyroïdiens	95
Reliquats thyroïdiens + métastases ganglionnaires	27

Les relations suivantes ont été effectuées sur ces patients.

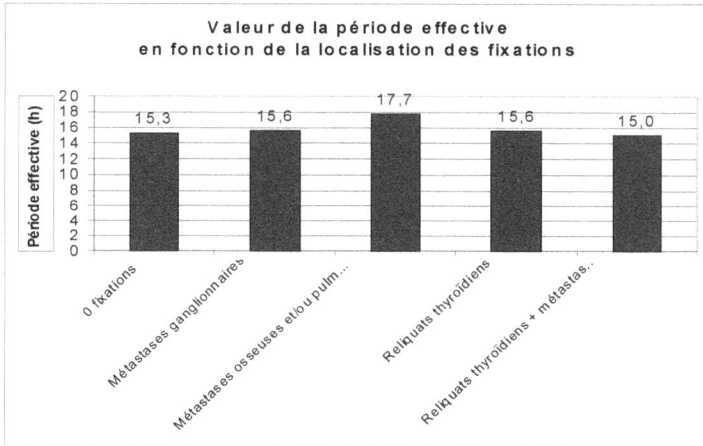

Figure 5 : Répartition de la période effective en fonction de la localisation des fixations

Les patients avec des métastases osseuses et/ou pulmonaires ont une période effective plus longue que les autres patients, avec une différence de deux heures.

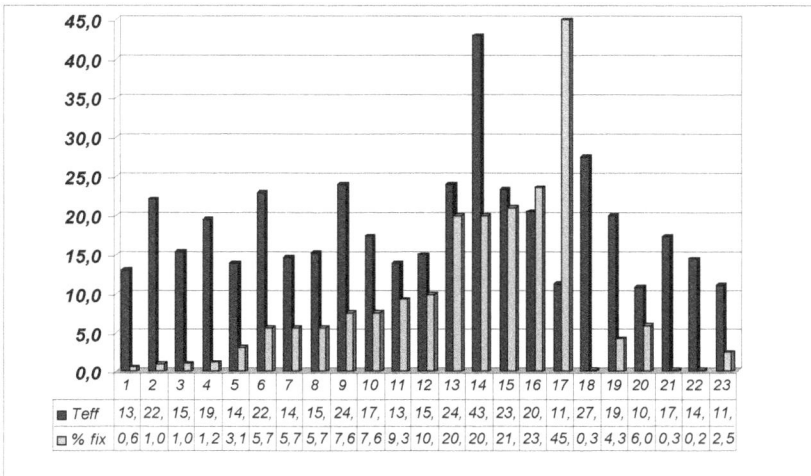

	1	2	3	4	5	6	7	8	9	10	11	12	13	14	15	16	17	18	19	20	21	22	23
■ Teff	13,	22,	15,	19,	14,	22,	14,	15,	24,	17,	13,	15,	24,	43,	23,	20,	11,	27,	19,	10,	17,	14,	11,
□ % fix	0,6	1,0	1,0	1,2	3,1	5,7	5,7	5,7	7,6	7,6	9,3	10,	20,	20,	21,	23,	45,	0,3	4,3	6,0	0,3	0,2	2,5

Figure 6 : Répartition de la période effective en fonction de la fixation chez les patients avec des métastases à distance

La répartition de la période effective en fonction de la fixation est étudiée chez 23 patients avec métastases à distance.

Nous établissons un graphique représentant la période effective en fonction de la fixation pour 95 patients (figure 7).

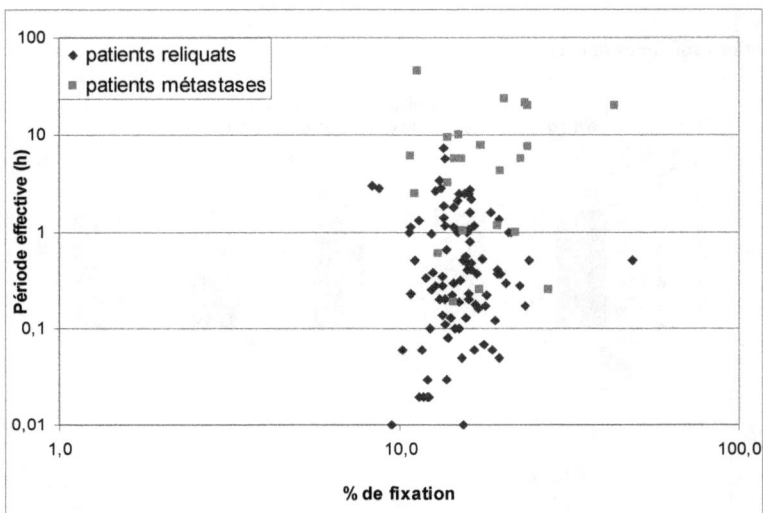

Figure 7 : Période effective en fonction du pourcentage de fixation chez les patients avec des métastases à distance et les patients sans métastases

L'analyse statistique en uni variée de la fixation comme variable continue explicative de la période effective nous indique qu'au seuil de 5% la variable n'est significative (p=0,0668) pour aucun des deux groupes ;

Les valeurs de la période effective moyenne et le pourcentage moyen de fixation sont regroupées dans le tableau 2 pour :

- un groupe de 23 patients pour les patients avec des métastases à distance ;

- un groupe de 95 patients pour les patients avec des reliquats thyroïdiens.

Tableau 3 : Répartition des échantillons de patients pour l'étude de la période effective en fonction de la fixation

Nombre de patients métastases et/ou pulmonaires = 23

Teff métastases osseuses et/ou pulmonaires	Moyenne	17,6
	Ecart-type	6,9

% de fixation métastases osseuses et/ou pulmonaires	Moyenne	10,9
	Ecart-type	11,7

Nombre de patients sans métastases = 95

Teff reliquats thyroïdiens	Moyenne	15,6
	Ecart-type	4,8

% reliquats thyroïdiens	Moyenne	1
	Ecart-type	2,8

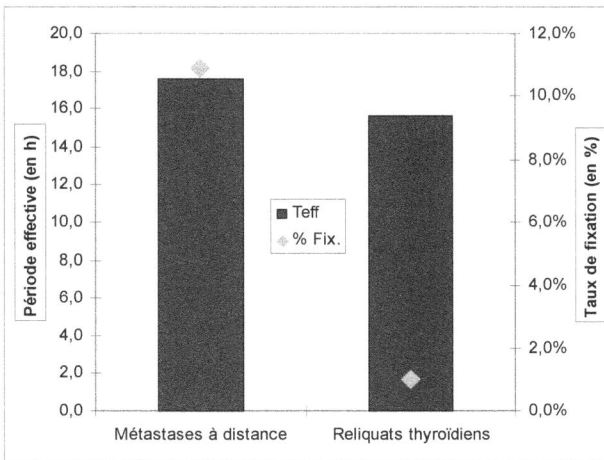

Figure 8 : Relation entre la période effective et le pourcentage de fixation chez les patients avec des métastases à distance et les patients sans métastases à distance

Nous constatons sur la figure 8 que les patients avec des métastases à distance ont une période effective moyenne et une fixation moyenne plus élevées que les patients avec des reliquats thyroïdiens seuls. La différence entre les périodes effectives est de deux heures et la différence entre les pourcentages de fixation est de 10 %.

3.1.2 COMPARAISON DE LA PERIODE EFFECTIVE EN FONCTION DU TAUX DE TSH

Nous étudions ensuite l'influence du taux de TSH avant la prise d'iode sur la période effective. Nous cherchons également à savoir s'il existe une relation entre le pourcentage de fixation et le taux de TSH dans les deux groupes de patients (tableau 3).

Tableau 4 : Période effective en fonction du taux de TSH pour les deux groupes de patients (reliquats thyroïdiens seuls ou possédant des métastases à distance)

	Reliquats thyroïdiens		Métastases à distance	
	TSH reliquats	Teff reliquats	TSH Métastases	Teff métastases
Moyenne	65,3	15,6	72,8	17,7
Ecart-type	26,4	4,7	20,9	6,5

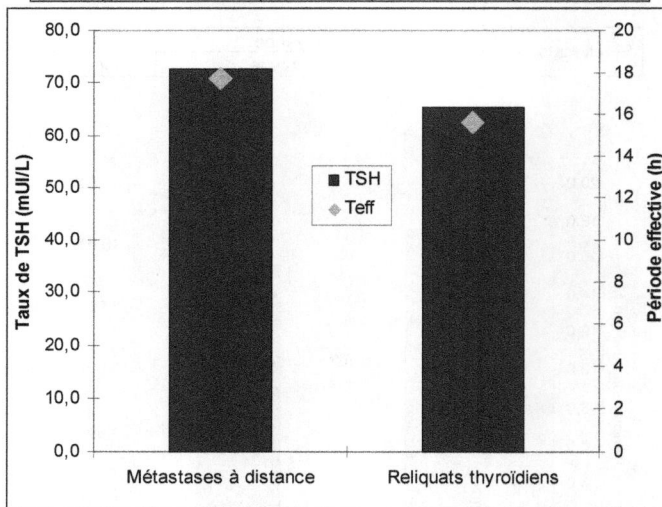

Figure 9 : Relation entre la période effective et le taux de TSH chez les patients avec des métastases à distance et les patients sans métastases à distance

Le taux moyen de TSH chez les patients avec des métastases à distance est plus élevé que chez les patients sans métastases à distance. Nous étudions donc s'il existe une relation entre le taux de TSH et la période effective dans chacun des deux groupes (figure 10).

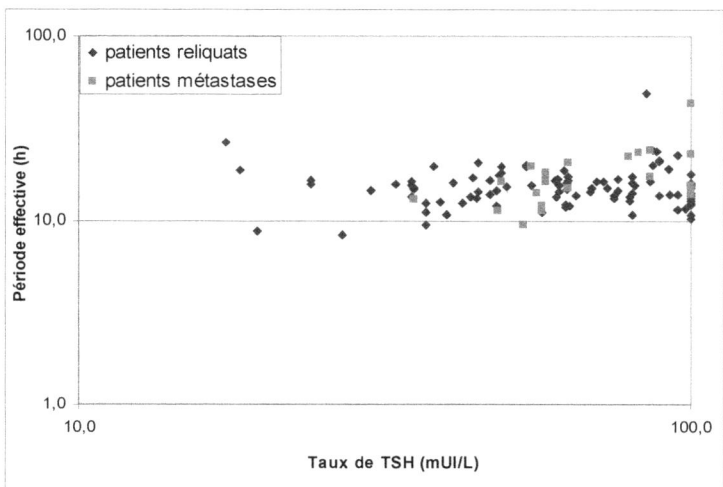

Figure 10 : Répartition de la période effective en fonction du taux de TSH chez les patients avec des métastases à distance et les patients sans métastases à distance

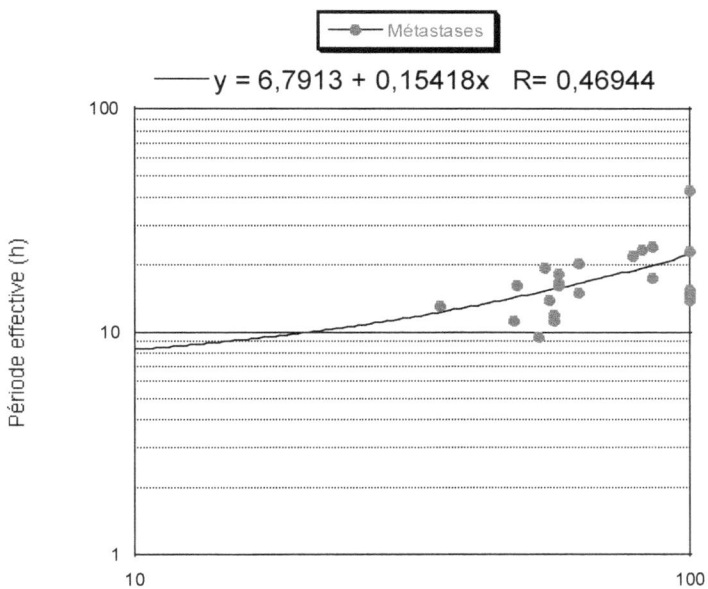

Figure 11 : Relation entre la période effective et le taux de TSH chez les patients avec des métastases à distance

- Groupe de patients sans métastases à distance :

L'analyse statistique en uni variée de la TSH comme variable continue explicative de la période effective nous indique qu'au seuil de 5% la variable n'est pas significative (p= 57%)

- Groupe de patients avec des métastases à distance :

L'analyse statistique en uni variée de la TSH comme variable continue explicative de la période effective nous indique qu'au seuil de 5% la variable est significative (p= 4,5%).

La relation entre le taux de TSH et la fixation est présentée figure 12.

Nous étudions ensuite la relation entre le pourcentage de fixation et le taux de TSH au niveau des deux groupes de patients (Tableau 4).

Tableau 5 : Taux de TSH et pourcentage de fixation chez les patients avec des métastases à distance et les patients sans métastases à distance

	TSH	% fixation
Métastases à distance	72,8	10,9
Reliquats thyroïdiens	65,3	1,0

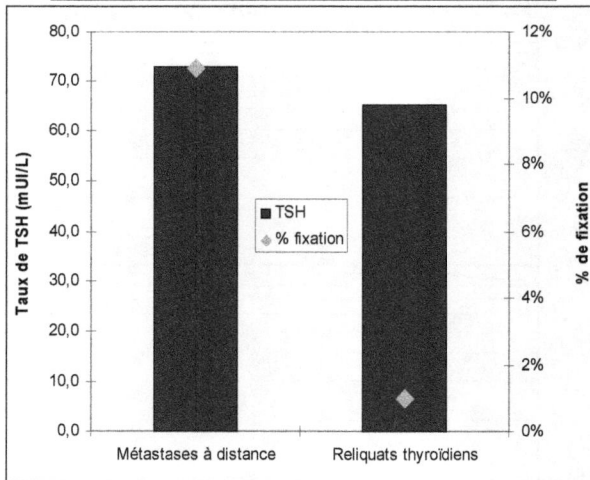

Figure 12 : Relation entre le taux de TSH et le pourcentage de fixation chez les patients avec des métastases à distance et les patients sans métastases à distance

Nous avons toujours la même différence entre les fixations dans les deux groupes de patients. Mais cette différence de pourcentage ne semble pas proportionnelle aux taux de TSH.

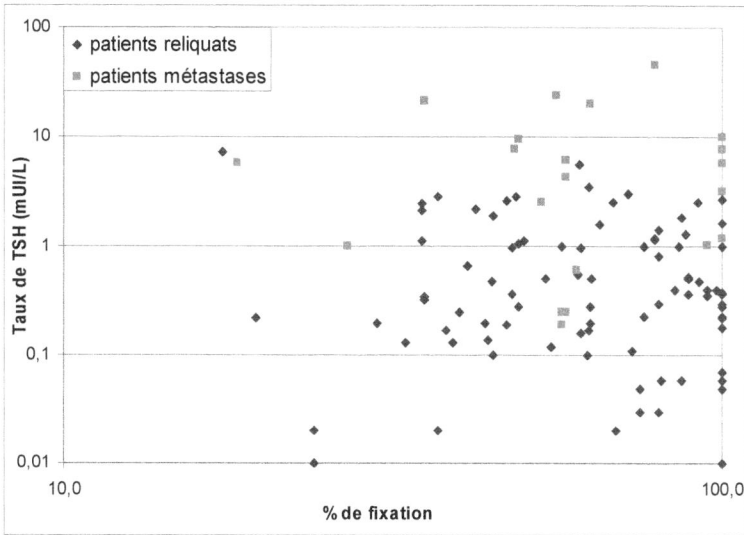

Figure 13 : Répartition du taux de TSH en fonction du pourcentage de fixation chez les patients avec des métastases à distance et les patients sans métastases à distance

Il n'y a pas de relation significative entre le taux de TSH et la fixation ni dans le groupe de patients avec des métastases à distance (p=52,6%), ni dans le groupe sans métastases à distance (p=68%).

Nous étudions donc le groupe de patients avec des reliquats thyroïdien afin de savoir quels sont les variables pouvant avoir une influence sur la période effective.

3.1.3 EVALUATION DE LA PERIODE EFFECTIVE EN FONCTION DES PARAMETRES DU PATIENT

3.1.3.1 *INFLUENCE DU POIDS SUR LA PERIODE EFFECTIVE*

Etude de l'ensemble des patients en sevrage sans métastases à distance.

Tableau 6 : Période effective en fonction des tranches de poids chez les patients sans métastases à distance

En fonction du poids

Nombre de patients	Poids	Teff	Ecart-type
15	43-60	14,6	3,3
26	61-70	15,3	3,3
20	71-80	14,8	2,9
37	>80	16,4	6,6

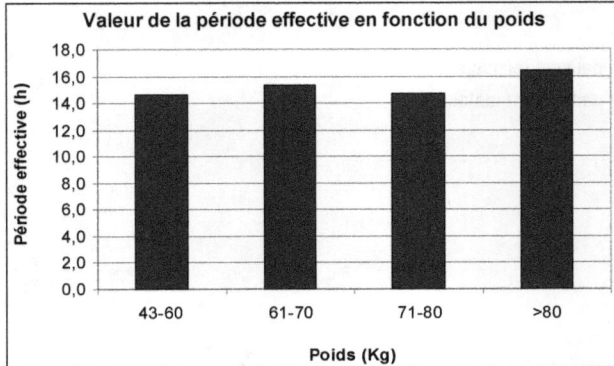

Figure 14 : Répartition de la période effective en fonction du poids

Nous avons une variable qui n'est pas significative (p = 0,0893) au seuil de 5%. Le poids n'a donc pas d'influence significative sur la période effective.

3.1.3.2 INFLUENCE DE L'AGE SUR LA PERIODE EFFECTIVE

Etude de l'ensemble des patients en sevrage sans métastases osseuses et/ou pulmonaires.

Tableau 7 : Période effective en fonction des tranches d'âge chez les patients sans métastases à distance

En fonction de l'âge

Nbre de patients	Moyenne Age	Moyenne Teff	Ecart-type
23,0	<= 35	15,9	3,6
40,0	> 35, <=50	15,9	6,1
40,0	>50	14,9	3,2

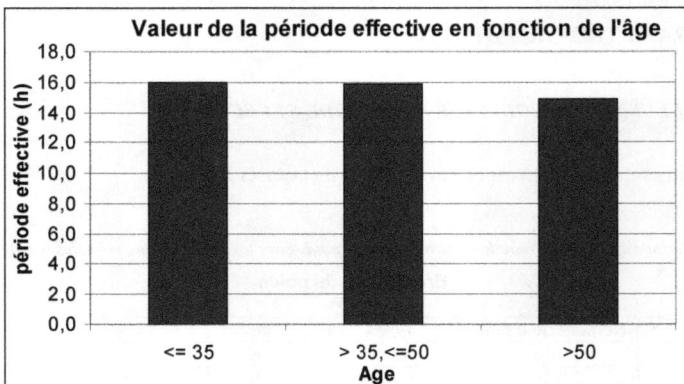

Figure 15 : Répartition de la période effective en fonction de l'âge

- 48 -

Nous avons une variable qui n'est pas significative (p = 0,5446) au seuil de 5%. L'âge n'a donc pas d'influence significative sur la période effective.

3.1.3.3 INFLUENCE DU SEXE SUR LA PERIODE EFFECTIVE

Etude de l'ensemble des patients en sevrage sans métastases osseuses et/ou pulmonaires.

Tableau 8 : Période effective en fonction du sexe

Sexe

Nombre de patients	Sexe	Teff	Ecart-type
72	Féminin	14,6	3,0
31	Masculin	17,6	6,8

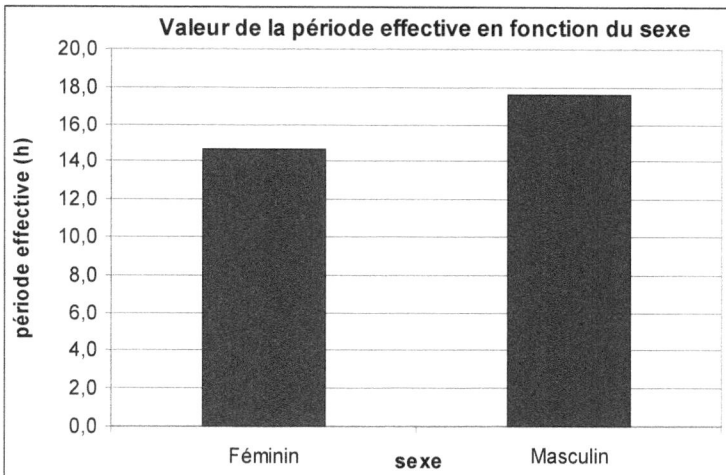

Figure 16 : Répartition de la période effective en fonction du sexe

Nous constatons une influence du sexe sur la période effective puisque pour les femmes la période effective est de trois heures plus courte que pour les hommes. Cette différence est significative (p = 0,0019) au seuil de 5%.

3.1.4 COMPARAISON DE LA PERIODE EFFECTIVE MOYENNE AVEC ET SANS THYROGEN®

Le calcul de la période effective a été réalisé chez tous les patients en sevrage ainsi que chez tous les patients ayant reçu du Thyrogen® (14 patients).

Tableau 9 : Valeur de la période effective moyenne chez les patients en sevrage et les patients ayant reçu du Thyrogen®

	Nombre	Teff (h)		T résidence	
	n	Moyenne	Ecart type	Moyenne	Ecart type
patients en sevrage	221,0	15,6	4,9	22,4	7,0

	Nombre	Teff (h)		T résidence	
	n	Moyenne	Ecart type	Moyenne	Ecart type
Patients thyrogen	14	10,4	1,0	14,9	1,5

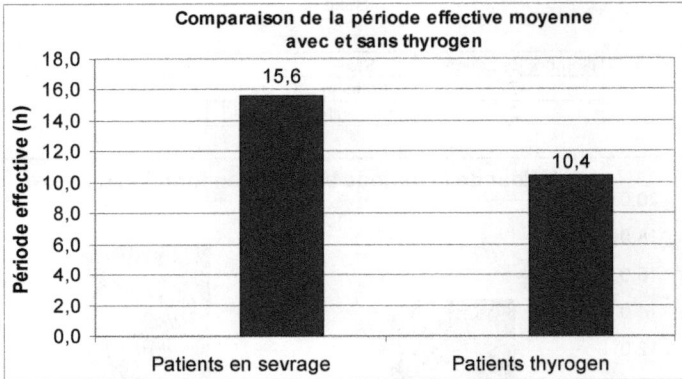

Figure 17 : Comparaison de la période effective entre les patients en sevrage et les patients ayant reçu du Thyrogen®

La comparaison de la période effective moyenne entre les patients en sevrage et les patients sous Thyrogen® montre une différence de 33% soit cinq heures. Les patients sous Thyrogen® ont une période effective inférieure aux patients en sevrage.

3.2   ETUDE DU TEMPS DE RESIDENCE DE L'IODE 131

L'étude dosimétrique est effectuée sur six patients. Nous prenons trois exemples de patients afin d'illustrer les différents cas que nous avons pu obtenir.

Le patient L :

> Les images de la scintigraphie de la figure 19 sont celles le plus fréquemment rencontrées. Nous avons une forte fixation au niveau de l'estomac et une plus faible fixation au niveau du colon.

Sur la figure 20, la courbe de la rétention corps entier obtenue à partir des détecteurs (CE_Externe) et la courbe de la rétention corps entier déduite des dosages urinaires (CE_Urines) sont presque superposables. Nous avons donc un exemple de patient qui a une voie d'élimination principalement urinaire.

Le patient C :

Les images de la scintigraphie de la figure 23 nous montrent une intense fixation au niveau de l'estomac et du colon.

Sur la figure 24, les courbes CE_Externe et la courbe CE_Urines ne sont pas superposables. Cette différence par rapport au patient L peut être expliquée par le fait que le patient C a une autre voie d'élimination que la voie principale d'élimination (voie urinaire), il s'agit vraisemblablement de la voie fécale et de la voie sudorale dans une moindre mesure.

Le patient K :

Les images de la scintigraphie de la figure 27 nous montrent une forte fixation au niveau des nombreuses métastases. En revanche, nous avons une faible fixation au niveau de l'estomac et du colon.

Sur la figure 28, les courbes CE_Externe et CE_Urines ne sont pas superposables comme pour le patient L, mais avec une rétention corps entier plus longue que les deux autres patients.

Tableau 10 : Mesure du temps de résidence chez 6 patients parmi les 19 patients dont nous avons dosé les urines

Temps de résidence (h)	Estomac	Colon	Vessie
Moyenne	7,3	3,8	1,6
Ecart-type	2,3	1	0,9

Les valeurs obtenues sont cohérentes avec les valeurs proposées par la CIPR 53, notamment en ce qui concerne la valeur de la vessie. (Valeur du temps de résidence de la CIPR 53 Vessie = 1,76 h).

PATIENT L

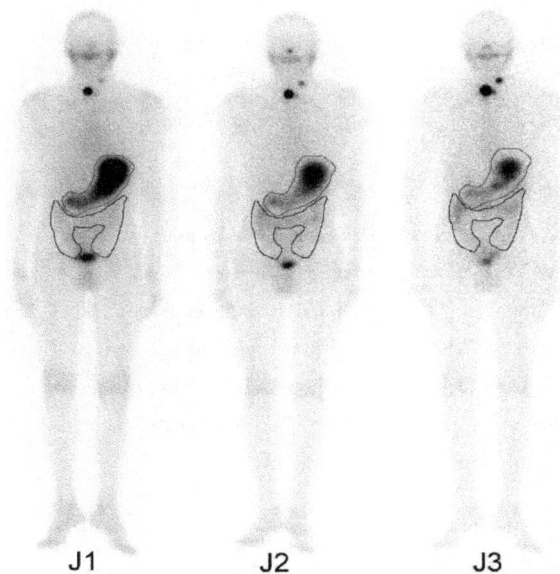

J1   J2   J3

Figure 18 : Images de scintigraphies corps entier du patient L

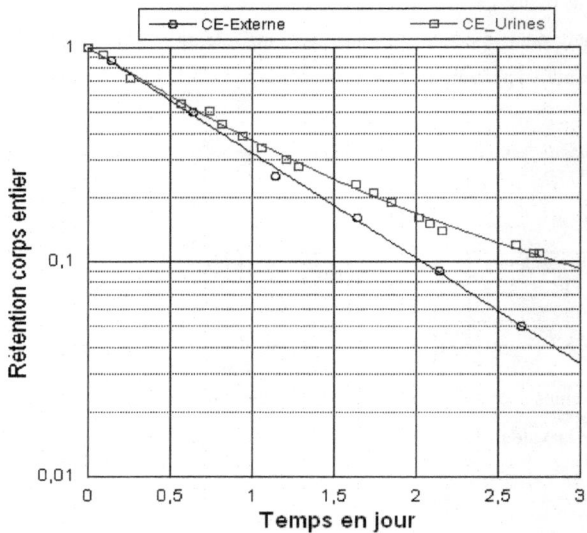

Figure 19 : Courbes de rétention corps entier à partir des détecteurs et des dosages urinaires du patient L

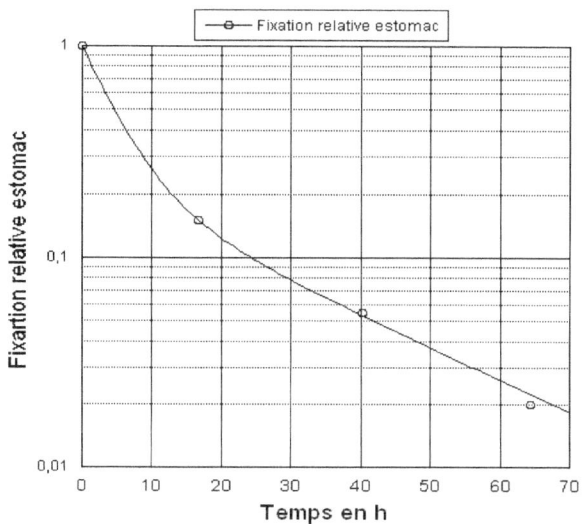

Figure 20 : Ajustement de données pour l'estomac du patient L

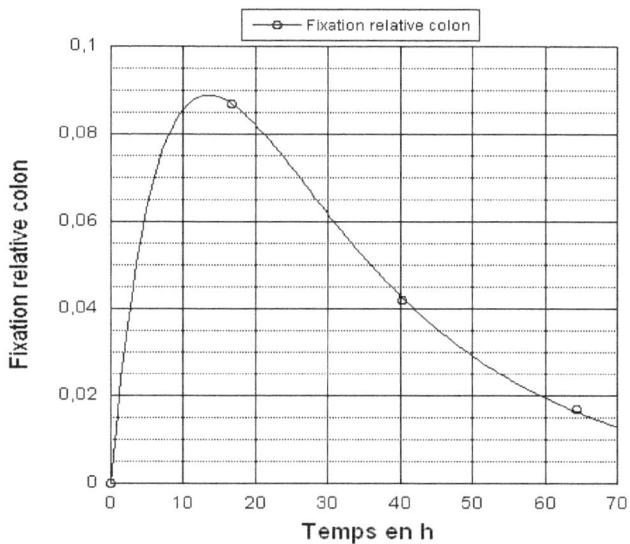

Figure 21 : Ajustement de données pour le colon du patient L

PATIENT C

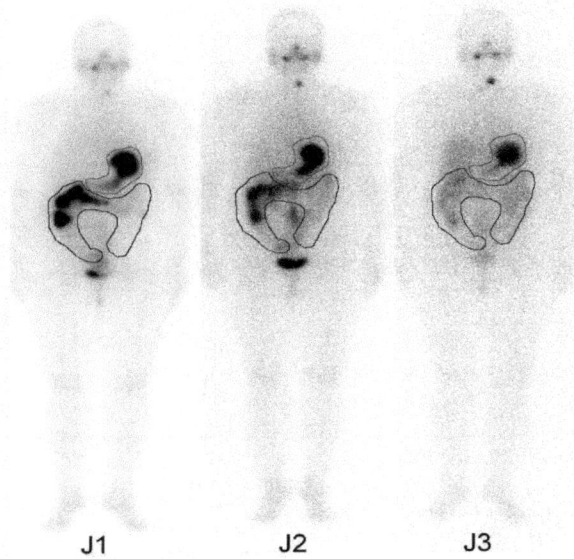

Figure 22 : Images de scintigraphie corps entier du patient C

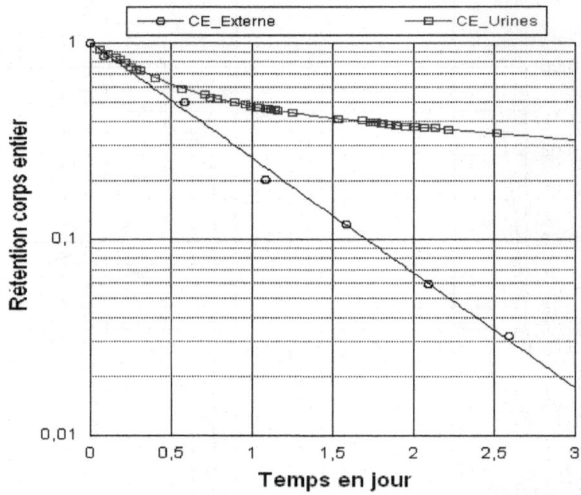

Figure 23 : Courbes de rétention corps entier à partir des détecteurs et des dosages urinaires du patient C

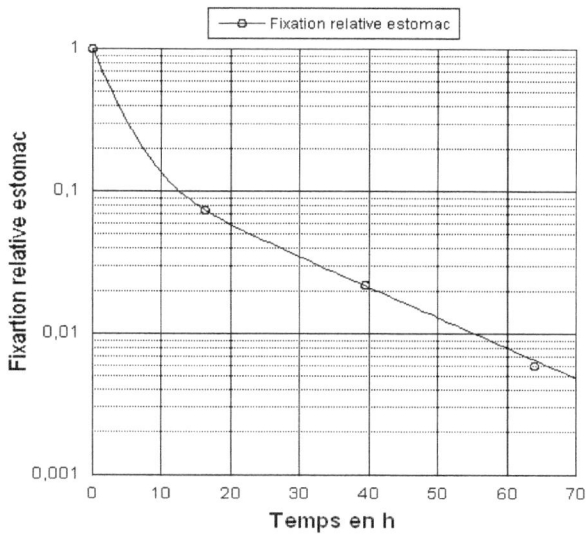

Figure 24 : Ajustement de données pour l'estomac du patient C

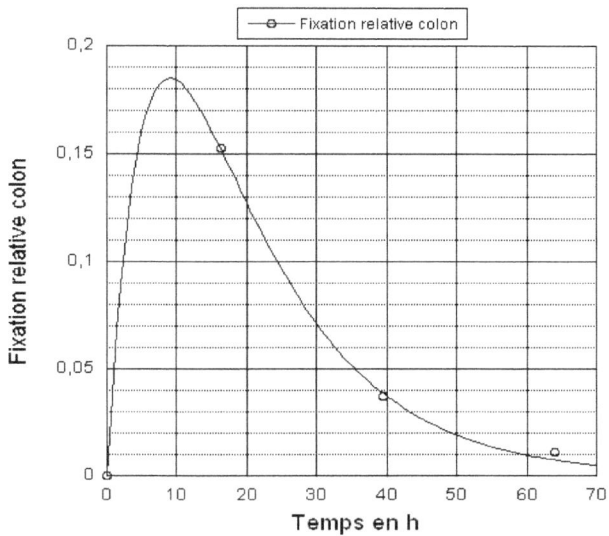

Figure 25 : Ajustement de données pour le colon du patient C

PATIENT K

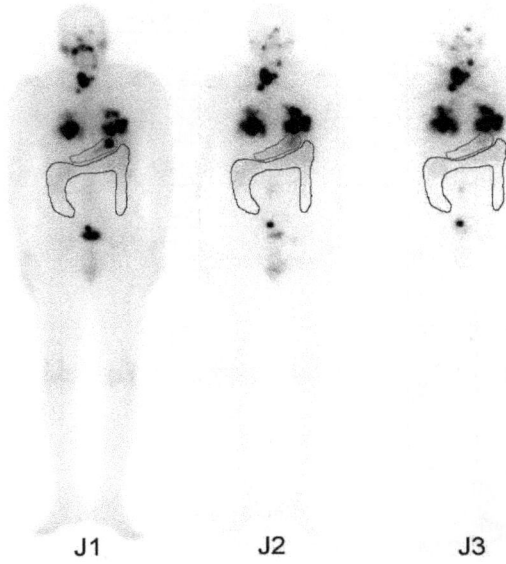

J1   J2   J3

Figure 26 : Images de scintigraphies corps entier du patient K

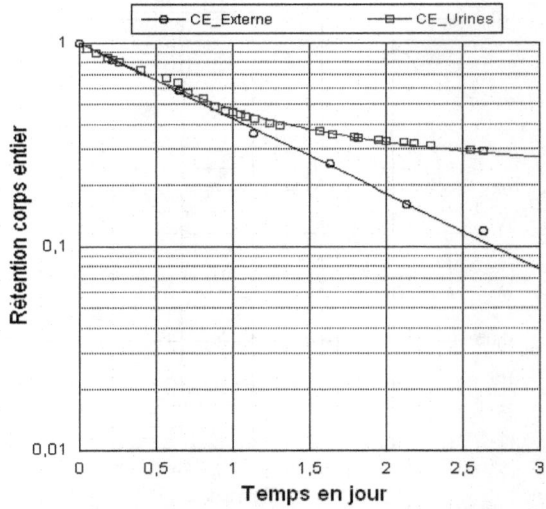

Figure 27 : Courbes de rétention corps entier à partir des détecteurs et des dosages urinaires du patient K

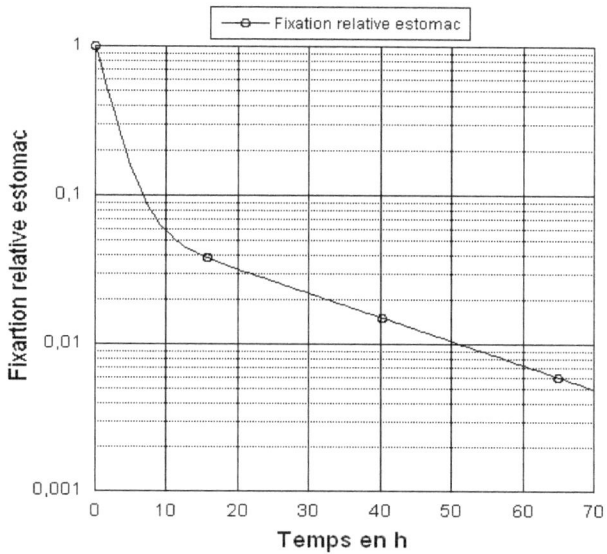

Figure 28 : Ajustement de données pour l'estomac du patient K

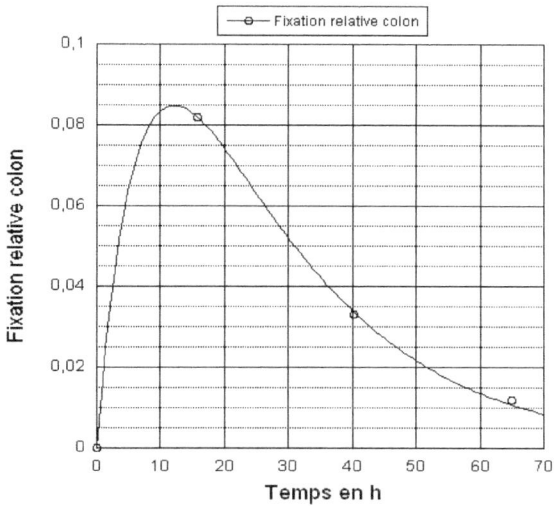

Figure 29 : Ajustement de données pour le colon du patient K

4 DISCUSSION

4.1 VARIABLES DE LA PERIODE EFFECTIVE

L'utilisation des détecteurs dans les chambres d'hospitalisation s'est révélée être une méthode fiable et reproductible. Les mesures de corps entier peuvent ainsi être effectuées en routine.

Les données de période effective ont été obtenues sur un échantillon de 221 patients. Nous avons pu distinguer différents groupes de patients en fonction de la localisation des métastases et de leur fixation thyroïdienne. Les données des dosages urinaires et des scintigraphies ont été exploitées chez 6 patients en hypothyroïdie.

La période effective pour l'ensemble des patients est de 15,6 heures ce qui est en concordance avec les données de la littérature : période effective = 16 heures [7].

Tableau 11 : Période effective en fonction des localisations des fixations

	Nombre	Teff (h)	
	n	Moyenne	Ecart type
Patients en sevrage	221	15,6	4,9

Pas de fixation	23	15,3	5,1
Métastases ganglionnaires	18	15,6	4,6
Métastases osseuses et/ou pulmonaires	31	17,7	6,5
Reliquats thyroïdiens	105	15,6	4,7
Reliquats thyroïdiens + métastases ganglionnaires	32	15,0	3,2

Tableau 12 : Calcul des périodes effectives dans l'étude de Curtis C et Michael G

Mean effective whole-body half time (h)	Maximum effective whole-body half time (h)	Number of patients	Method of determining half time
12,5	18,2	9	Blood/scanning
12,5	18,0	14	Externat scanning
13,0		163	Externat scanning
17,0	49,0	265	External scanning
17,0	105,5	268	External scanning
17,0		33	External scanning
17,8		42	External scanning
18,5	50,5	87	External scanning
21,6	105,5	19	External scanning
23,5	45,5	24	External scanning
25,0		8	External scanning
32,0		14	External scanning
93,5	384,0	14	Blood

Lors de notre étude nous avons cherché à comprendre quels étaient les facteurs pouvant intervenir sur la période effective de l'iode 131 et nous avons étudié plusieurs paramètres.

4.2 PARAMETRES ETUDIES

4.2.1 ACTIVITE ADMINISTREE

La période effective n'a pas été différente en fonction des différentes activités (1110 MBq et 3700 MBq) administrées. Les données des patients ont pu donc être groupées et utilisées pour tous les niveaux d'activité thérapeutique.

4.2.2 PERIODE EFFECTIVE ET METASTASES A DISTANCE

Les patients avec des métastases à distance ont une période effective allongée de deux heures par rapport aux patients sans métastases à distance. Nous avons émis deux hypothèses. La première hypothèse était de savoir si la période effective avait une relation avec les fixations de l'iode 131. Nos résultats montrent qu'il n'existe pas de relation.

La deuxième hypothèse suggérait que la période effective variait en fonction du taux de TSH. Nos résultats ont confirmé cette hypothèse. L'augmentation du taux de TSH, indiquant une hypothyroïdie profonde, entraîne un allongement de la période effective. L'hypothèse est donc que les patients métastatiques n'ont plus de reliquats thyroïdiens normaux et n'ont donc plus de production d'hormones thyroïdiennes, et que leur degré d'hypothyroïdie est donc plus profond que celui des autres patients. Nous avons ensuite étudié les facteurs propres aux patients pouvant intervenir sur la période effective.

4.2.3 FACTEURS PROPRES AUX PATIENTS

Les facteurs étudiés ont été les suivants :

Le poids, l'âge, le sexe. La créatinine étant normale chez tous les patients pour qui nous avions cette donnée, ce facteur n'a pas été pris en compte. Le poids n'a pas d'influence, l'âge n'a pas d'influence dans notre étude contrairement à ce qui a été décrit récemment, mais nous avons étudié peu de patients âgés de plus de 70 ans [37].

La période effective a une relation significative avec le sexe. Les femmes ont une période effective plus courte que les hommes. Les raisons de cette différence sont non claires.

4.3 COMPARAISON ENTRE LA rhTSH ET LA TSH ENDOGENE

L'utilisation de la rhTSH a prouvé son efficacité dans la réduction de la morbidité en évitant les effets de l'hypothyroïdie. Avec la rhTSH, les patients continuent leur traitement par les hormones thyroïdiennes, facilitant une meilleure récupération physique après l'ablation de la thyroïde. La qualité de vie sous rhTSH est significativement différente qu'en cas de sevrage [25]. Le sevrage en hormones thyroïdiennes a un impact significativement négatif sur la qualité de vie [9, 33]. En comparaison, l'utilisation de la rhTSH induit significativement moins de symptômes de l'hypothyroïdie.

A l'Institut Gustave Roussy, nous avons étudié 14 patients sous Thyrogen® (rhTSH) afin de mesurer la période effective de chaque patient. Nous avons obtenu une différence significative par rapport aux patients en sevrage de 30%. Ceci est principalement du à une réduction de la clairance rénale de l'iode 131 en hypothyroïdie [5].

Les recommandations européennes autoriseraient une activité résiduelle des patients hospitalisés aux alentours de 400MBq d'iode 131 pour qu'ils puissent sortir de l'hôpital. La dose délivrée à la famille et aux proches sera alors inférieure à 1mSv (Commission européenne, Radioprotection 97, radioprotection à la suite d'une thérapie à l'iode 131, (expositions dues aux patients externes ou aux patients hospitalisés sortants)).

Avec une période effective plus courte de 5 heures chez les patients sous stimulation par le Thyrogen®, il est ainsi envisageable de raccourcir le temps d'hospitalisation du patient après administration de 3,7GBq (2 nuits contre 3 pour le sevrage) dans les mêmes conditions de radioprotection.

4.4 TEMPS DE RESIDENCE

Les valeurs obtenues sont cohérentes avec celles de la littérature [8] et confirment la validité des calculs de période effective. Notre échantillon étant limité (n=6), il est cependant nécessaire de confirmer ces résultats par des mesures supplémentaires. Nous pouvons supposer, que la diminution de la période effective soit corrélée avec le temps de résidence et ainsi diminuer l'irradiation de l'organisme. Des résultats semblent confirmer cette hypothèse avec une réduction significative du temps de résidence [18, 12, 25]. Il est de plus probable que l'utilisation de la rhTSH va modifier le temps de résidence au niveau de certains tissus, notamment du colon.

5 CONCLUSION

D'après les résultats de notre étude, le degré d'hypothyroïdie contribue aux variations de la période effective de l'iode 131.

Plus l'hypothyroïdie est importante et plus la période effective est allongée. Elle provoque une réduction de la clairance rénale de l'iode et augmente ainsi sa rétention dans l'organisme.

L'utilisation de la rhTSH évite l'hypothyroïdie et diminue la période effective de l'iode 131, réduisant ainsi les contraintes de radioprotection du personnel, de l'établissement de santé et des personnes de l'entourage du patient. Pour une activité donnée, l'irradiation de l'organisme est moindre.

L'étude continue avec les patients recevant du Thyrogen®, et des dosages urinaires seront effectués afin de confirmer que l'utilisation de la rhTSH contribue à diminuer les temps de résidence.

BIBLIOGRAPHIE

1. Ballantyne AJ (1994) Resections of the upper aero digestive tract for locally invasive thyroid cancer. Am J Surg , 168: 636-639

2. Berg G, Lindstedt G, Suurküla M, Jansson S (2002): Radioiodine ablation and therapy in differentiated thyroid cancer under stimulation with recombinant human thyroid-stimulating hormone (rhTSH). J Endocrinol Invest;25:44-52.

3. Carcangiu ML *et al* (1989) Diffuse sclerosing variant of papillary thyroid carcinoma: clinicopathologic studyof 15 cases. *Am J Surg Pathol,* 13: 1041-1049

4. Chan JKC et al (1977) Follicular variant of thyroid papillary carcinoma: a clinicopathologic study of six cases. Am J Surg Pathol, 1: 123-130

5. Christian M *et al.*(2003) rhTSH stimulation before radioiodine therapy in thyroid cancer reduces the effectivehalf-life of 131I. J Nucl Med, 44: 1065-1068

6. Coburn M et al (1994) Recurrent thyroid cancer: role of surgery versus radioactive iodine (I131). Ann Surg, 219: 587-595

7. Curtis C, Michael G (2006) 131I ablation treatment in young females after the chernobyl accident. J Nucl Med, 47: 1723-1727

8. David A. Weber, Keith F. Eckerman, L.Thomas Dillman, JeffreyC. Ryman (1989) MIRD: Radionuclide Data and Decay Schemes. The society of nuclear medicine.

9. Dow KH, Ferrell BR, Anello C: (1997)Quality of life changes in patients with thyroid cancer after withdrawal of thyroid hormone therapy. Thyroid;7:613-619.

10. Franc B (1995) Les aspects anatomo-pathologiques actuels des cancers thyroïdiens différenciés de souche folliculaire (vésiculaire) : intérêt et nécessité d'un langage commun. Ann Chir (paris), 49 : 909-921

11. Grebe SKG et al (1996) Thyroid cancer nodal matastases: biologic significance and therapeutic considerations. Surg Oncol Clin N Amer, 5: 43-63

12. Hänscheid H, Lassmann M, Luster M, Thomas SR, Pacini F, Ceccarelli C, Ladenson PW, Wahl RL, Schlumberger M, Ricard M, Driedger A, Kloos RT, Sherman SI, Haugen BR, Carriere V, Corone C, Reiners C (2006): Iodine biokinetics and dosimetry in radioiodine therapy of thyroid cancer: procedures and results of a prospective international controlled study of ablation after rhTSH or hormone withdrawal. J Nucl Med;47:648-54.

13. Harach HR et al (1995) Childhood thyroid cancer in England and Wales. Br J Cancer, 72: 777-783

14. Hay ID (1990) Papillary thyroid carcinoma. Endocrinol Metab Clin N Amer, 19: 545-576

15. Hedinger C et al. (1988) Histological typing of thyroid tumours. International histological classification of tumors.World Health Organization, vol. 11, Second Edition, Springer-Verlag, Berlin.

16. Ladenson PW, Bravermann LE, Mazzaferri EL, Brucker-Davis F, Cooper DS, Garber JR, Wondisford FE, Davies TF, DeGroot LJ, Daniels GH, Ross DS, Weintraub BD:.Comparison of administration of recombinant human thyrotropin with withdrawal of thyroid hormone for radioactive iodine scanning in patients with thyroid carcinoma. N Engl J Med 1997;337:888-895.

17. Larsen RP et al. (2003) Thyroid physiology and diagnostic evaluation of patients with thyroid disorders. In Williams' Textbook of Endocrinology, edn 10, 331–373 (Eds Larsen PR et al.) Philadelphia: WB Saunders and Company

18. Lassman M et al. (2004) The impact of I-131 diagnostic activities on the biokinetics of thyroid remnants. J Nucl Med 45: 619–625

19. Luster M, Felbinger R, Dietlein M, Reiners C: Thyroid hormone withdrawal in patients with differentiated thyroid carcinoma : a one hundred thirty-patient pilot survey on consequences of hypothyroidism and a pharmacoeconomic comparison to recombinant thyrotropin administration. Thyroid 2005;15:1147-1155

20. Maxon HR et al (1990) Radioiodine-131 in the diagnosis and treatment of metastatic well differentiated thyroid cancer. Endocrinol. Metab. Clin. North AM, 19: 685-718

21. Mazzaferri EL et al (1994) Long term impact of initial surgical and medical therapy on papillary and follicular thyroid cancer. Am J Med, 97: 418-428

22. Meier CA, Braverman LE, Ebner SA, Veronikis I, Daniels GH, Ross DS, Deraska DJ, Davies TF, Valentine M, DeGroot LJ: Diagnostic use of recombinant human thyrotropin in patients with thyroid carcinoma (phase I/II study). J Clin Endocrinol Metab 1994;78:188-196.

23. Mizukami Y et al (1994) Columnar cell carcinoma of the thyroid: a case report and review of the litterature. Hum Pathol, 25: 1098-1101

24. Pacini F et al (1994) Outcome of 309 patients with metastatic differentiated thyroid carcinoma treated with radioiodine. World J Surg, 18: 600-604

25. Pacini F et al. (2006) Radioiodine ablation of thyroid remnants after preparation with recombinant human thyrotropin in differentiated thyroid carcinoma: results of an international, randomized, controlled study. J Clin Endocrinol Metab 91: 926–932

26. Potzi C et al. (2006) Comparison of iodine uptake in tumour and non tumour tissue under thyroid hormone deprivation and with recombinant human thyrotropin in thyroid cancer patients. Clin Endocrinol (Oxf) 65: 519-523

27. Rosay J et al (1992) Tumors of the thyroid gland. Atlas of tumor pathology. Washington, AFIP, fascicule 5.

28. Rubino C et al (2003) Second primary malignancies in thyroid cancer patients. Br J Cancer 89: 1638-1644

29. Ruegemer JJ et al (1988) Distant metastases indifferentiated thyroid carcinoma: a multivariate analysis of prognostic variables. J Clin Endocrinol Metab, 67: 501-508

30. Schlumberger M et al (1987) Differentiated thyroid carcinoma in childhood: long term follow-up of 72 patients. J Clin Endocrinol Metab, 65: 1088-1094

31. Schlumberger M et al (1996) Radioactive iodine treatment and external radiotherapy for lung and bone metastases from thyroid carcinoma. J Nucl Med, 37: 598-605

32. Schlumberger M et al. (1983) Relationship between thyrotropin stimulation and radioiodine uptake in lung metastases of differentiated thyroid carcinoma. J Clin Endocrinol Metab 57: 148–151

33. Schroeder PR *et al* (2006) A comparison of short-term changes in health-related quality of life in thyroid carcinoma patients undergoing diagnostic evaluation with recombinant human thyrotropin compared with thyroid hormone withdrawal. J Clin Endocrinol Metab, 91: 878-884

34. Schroders S et al (1986) Clear cell carcinomas of the thyroid gland: a clinicopathologic study of 13 cases. Histopathology, 10: 75-89

35. Terry JH et al (1994) Tall cell papillary thyroid cancer: incidence and prognosis. Am J Surg, 168: 459-461

36. Tielens ET et al (1994) Follicular variant of papillary thyroid carcinoma. A clinicopathologic study. Cancer, 73: 424-431

37. Tuttle RM *et al.* (2006) Empiric radioactive iodine dosing regimens frequently exceed maximum tolerated activity levels in elderly patients with thyroid cancer. J Nucl Med, 47: 1587-1591

38. VassartG, Dumont JE (1992) The thyrotropin receptor and the regulation of thyrocyte function and growth. Endocr Rev, 13: 596-611.

39. Vickery AL et al (1985) Papillary carcinoma. Sem Diag Pathol, 2: 90-100

40. Vickery AL et al (1987) Treatment of intrathyroidal papillary carcinoma of the thyroid. Cancer, 60: 2587-2595

41. Wang KL,Lin LY, Chen PM, Lin HD, (2005) Chronic myeloid leukemia after treatment with 131 for thyroid carcinoma. J Chin Med Assoc, 68: 230-3

ANNEXES

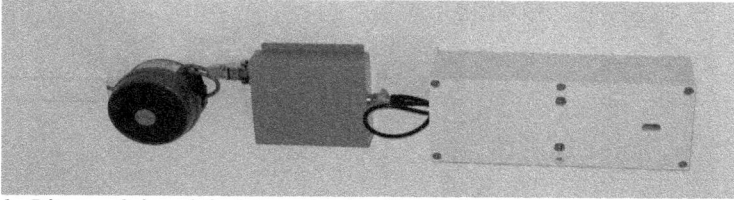

Annexe 1 : Détecteur fixé au plafond d'une chambre d'hospitalisation

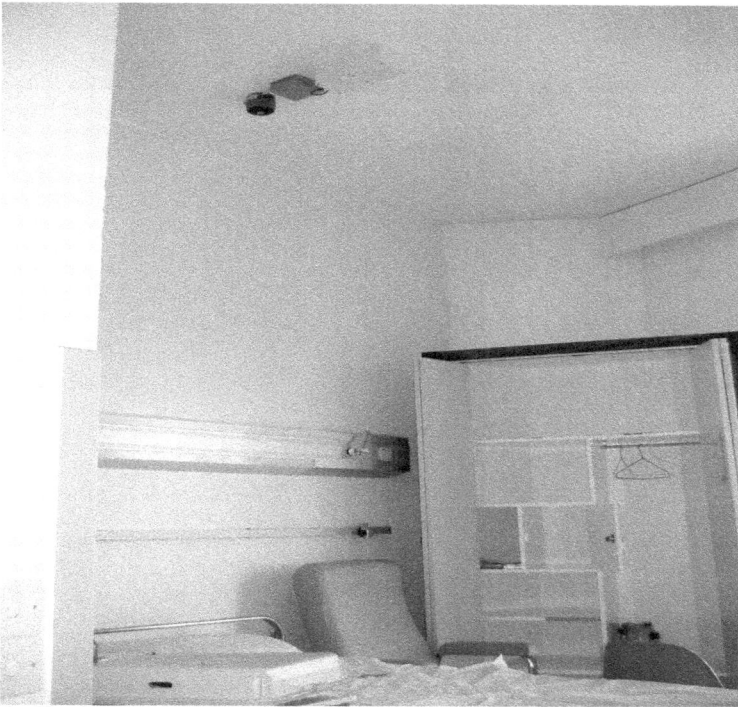

Annexe 2 : Chambre d'hospitalisation avec détecteur

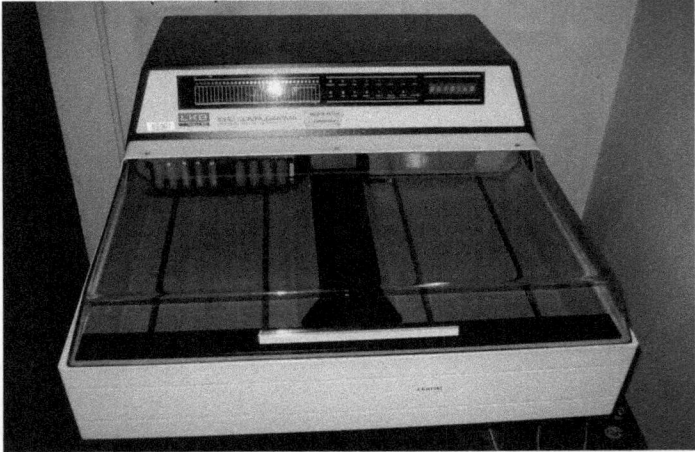

Annexe 3 : Passeur d'échantillons

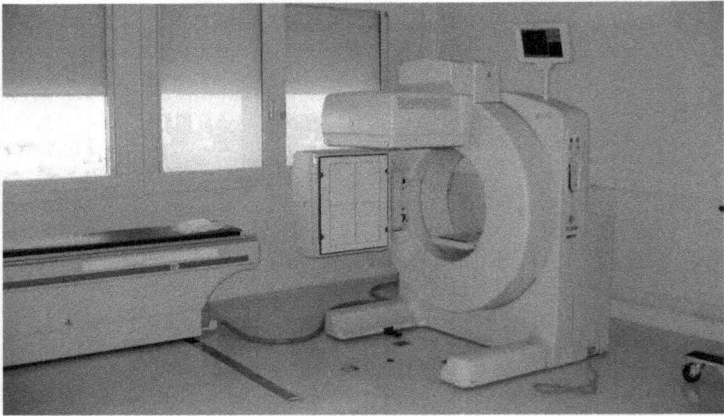

Annexe 4 : Caméra à scintillation AXIS

N° dossier	Activité	Histologie	Age	Poids	Taille	Créat	Indication	Mode de prépara°	Résultat		Fixation (%)	m1	T (J)	Teff (h)	Temps de résidence	TSH	Sexe
2004 15903 ED	4000	T3N1M0	25	59	163	N	pré rep chir	s	aucune fixation	0		1,0846	0,639	15,34	22,09	100	M
2004 13218 AA	3830	T2N0M1	62	67	163	N	méta os	s	multiples foyers fix os	M	5,7		0,610	14,64	21,08	100	M
2004 13218 AA	3900	T2N0M1	61	65	163	N	méta os	s	multiples foyers fix os	M	5,7	0,7264	0,954	22,90	32,98	100	M
070-2004 13218 AA	3760		61	57	166	N	méta os multiples	s	méta os multiples	M	5,70	1,088	0,637	15,29	22,02	100	M
070-2004 14870 GT	3900	V / T1N0	39	59	170	N	totalisation	s	reliquat cervical normal	T	2,16	1,02	0,680	16,31	23,49	70,2	F
2005 11232 TD	3870	P/T1N1Mx	40	48	158	N	totalisation	s	rel thyr + foyer cerv	T+G	1,4853	0,467	11,20	16,13	97	F
010-90 04422 DT	3970	T2N0	64	70	171	N	totalisation	s	reliquat cerv + 3 foyers est opiques	T+G	cerv = 1,7;	1,158	0,599	14,37	20,69	54,7	M
2005 12000 LD	3730	P/T3N1b	42	51	158	N	totalisation	s	reliquat thyr	T	0,06	0,8857	0,783	18,78	27,05	62	F
2001 09585 MS	3930		71									0,9625	0,720	17,28	24,89	34	F
2005 11510 SN	3740	P/T2NxMx	64	93		N	totalisation	s	reliquat thyr	T	0,13	1,0568	0,656	15,74	22,67	100	F
2006 02387 KZ	1221	P/T1N0M0	22	71	155	N	totalisation	pas tt	reliquat thyr	T	2,1	1,1174	0,620	14,89	21,44	100	F
2004 14592 HH	1155	P/T1N0M0	60	81	173	N	totalisation	s	reliquat thyr	T	0,47	1,0515	0,659	15,82	22,78	24	M
070-2004 14592 HH	3850	P / T1N1	60	81		N	totalisation	s	reliquat thyr	T	0,47	1,016	0,682	16,37	23,58	24	M
070-2004 05120 RK	3870	insul / T4Nx	42	74	158	N	M pulm et os	s	pulm + 3 foyers bassin	M	45,00		0,472	11,33	16,31	48,34	F
2005 01777 LK	3850	P/T1NxMx	52	90	162	N	pré rep chir	s	3 foyers cerv gang	G	0,38	1,1619	0,597	14,32	20,62	76	F
070-2002 01207 RN	3850	P / T4Nx	65			n	Tg dosable 9	s	pas de F°	0	0,00	1,113	0,623	14,95	21,52	23	F
2005 11478 KD	1155	P/T1N0Mx	58	84	170	N	totalisation	s	reliquat thyr	T	2,47	1,1089	0,625	15,00	21,60	69	F
96 05769 FF	3830	P/T3N0M0	49	89	163	N	totalisation	s	reliquat thyr	T		1,4925	0,464	11,15	16,05	37	F
2006 01695 LD	3860	P/T1N1Mx	55	71	161	N	1ière totalisation	s	reliquat thyr	T	0,25	1,3370	0,518	12,44	17,92	37	F
2005 14845 LT	3850	P/T2NxMx	52	74	165	N	totalisation	s	reliquat thyr	T	0,16	0,9697	0,715	17,15	24,70	80	F
2004 11726 DM	1237	P/T2N1aMx	40	76	176	N	totalisation	s	reliquat thyr	T	0,2	1,2656	0,548	13,14	18,93	75	F
070-2004 11726 DM	1238	P / T2N1s	41	76	176	N	totalisation	s	reliquat thyr	T	0,20	1,218	0,569	13,66	19,67	75	F
2005 07219 GE	4010	P/T1NxMx	36	97	168	N	totalisation	s	reliquat thyr	T	1,06	1,04	0,666	16,00	23,03	100	F
070-2002 14230 RS	3830	P/T1N1	28	51	158	n	pré reprise chir	s	cerv	T	0,05	0,8415	0,824	19,77	28,47	86,7	F
2005 14946 NK	3820	P/T1N1M0	69	58	157	N	totalisation	s	reliquat thyr	T		1,0797	0,642	15,41	22,19	81	F
070-2004 15237ES	3580	V / T3Nx	43	94	180	N	totalisation	s	reliquat thyr	T	2,50	1,036	0,669	16,06	23,12	100	M
2004 15237 ES	3580	V/T3NxMx	43	94	180	N	totalisation	s	reliquat thyr	T	2,5	1,0644	0,651	15,63	22,51	100	M
2001 04984 KH	3770	P/T1N1	46				T			G		1,7082	0,406	9,74	14,02	100	F
070-2005 00263 WB	1124	P/ T1N1	26	58	168	n	totalisation	s	reliquat thyr	T	np	1,183	0,586	14,06	20,25	100	F
2004 08025 AP	3740		35									1,8317	0,378	9,08	13,08	0,14	F
070-2004 12962 GA	4000	V /	40	68	170	N	totalisation	s	reliquat thyr	T	0,17	0,9261	0,748	17,96	25,87	0,15	F
2005 10332 TE			19									1,2483	0,555	13,33	19,19	79	F
070-2004 13194 EU	3960	T2N0	57	53	162	N	totalisation	s	reliquat thyr	T	0,02	1,366	0,507	12,18	17,54	62,3	F
2004 13194 EU	3960	P/T3N0Mx	57	53	162	N	totalisation	s	reliquat thyr	T	0,02	1,4165	0,489	11,74	16,91	62,3	F
070-2004 15543 EH	3850	P / T1N1	42	69	159	N	totalisation	s	reliquat thyr	T	0,13	1,172	0,591	14,19	20,44	44,9	F
96 02096 SF	3770	P/T3N0	47	100	170	N	totalisation	s	reliquat thyr	T	0,19	1,1067	0,626	15,03	21,65	73	F
2006 02024 TE	3910	P/T2NxMx	60	95	187	N	2ème totalisation	s	Fixations thoraciques	M		1,0207	0,679	16,30	23,47	49	M
070-2004 08563 KL	3840	P / T3N1	31	48	173	N	pré reprise chir	s	aucune f° (curage N+ confirmé histol)	0	0,00	1,23	0,564	13,52	19,48	65,8	F
2006 02213 TA	3700	Papillaire	83	64	164	N	1ière totalisation méta oss chir	s	Scintigraphie blanche	0		1,1086	0,625	15,01	21,61	19,3	F
2006 07147 HF			58									1,3600	0,510	12,23	17,61	100	F
2006 02906 FR	3720	P/T2N1Mx	48	86	175	141,00	totalisation	pas tt	reliquat thyr	T	0,5	1,0794	0,642	15,41	22,19	55	F
2005 07580 HW	3930	P/T3N1bM0	62	80	165	N	totalisation	s	reliquat thyr	T	0,38	1,3171	0,526	12,63	18,19	39	F
070-2004 02106 SH	3880	P / T1N1	69	81	166	N	pré reprise chir	s	JC dte + sternoclav Dte	G	0,05	0,8918	0,777	18,65	26,86	86	F
070-200504301 SN	3960	P/ T3No	85	57		n	totalisation	s	reliquat thyr	T		1,056	0,656	15,75	22,68	33	F
2005 13330 UB	3940	P/T3N1M0	16	64	169	N	2ème totalisation	s	Fix pulmonaire bilatérale	M	1,02	1,0765	0,644	15,45	22,25	100	F
2004 07114 XZ	3900	P/T2N1aM0	23	55	170	N	pré rep chir	s	fixation latérale droite	G		1,0418	0,665	15,97	22,99	81	M
2004 07114 XZ	1117	P/T2N1aMx	22	57	170	N	totalisation	s	reliquats + 2 foyers	T+G	0,25	1,0421	0,665	15,96	22,99	73,9	M

N° dossier	Activité	Histologie	Age	Poids	Taille	Créat	Indication	Mode de prépara*	Résultat	Fixation n (%)	m1	T (J)	Teff (h)	Temps de résidence	TSH	Sexe
070-2004 07114 XZ	1117	P / T2N1	23	57	170	N	totalisation	T+G+M	reliquat thyr + JC dt + médiastin	0,25		0,722	17,33	24,95	73,9	M
070-2004 16542 EE	3880	P / T1N1	57	72		N	totalisation	s	reliquat thyr	T	0,37	0,9817	0,706	16,95	24,40	44	F
2003 14079 GW	3720	P/T4N1M1	70	94	165	N	Méta pulm	s	2 foyers cerv + mult fix pulm	G+M	4,25	0,8339	0,831	19,95	28,73	63	F
070-2003 14079 GW	3920	P / T4N1M1	69	92	165	N	méta crane	s	crane + pulm + cerv	M	23,59	0,8116	0,854	20,50	29,52	63	F
070-2003 14079 GW	3860	P / T4N1M1	70			N	méta	s	pulm	M	10,00	1,104	0,628	15,07	21,70	63	F
2006 03495 LA	3720	Papillaire	57	71	160	N	1ière cure pour traitement ?	s	reliquat thyr + 2 gang fixants	T+G	2,31	0,9883	0,701	16,83	24,24	92	F
2005 11770 DZ	3830	P/T3N1Mx	49	98	175	N	totalisation	T	reliquat thyr			1,0709	0,647	15,53	22,37	61	M
070-2005 00386 EB	4020	V/T2N1	62	75	168	n	totalisation	s	reliquat thyr	T	0,20	1,039	0,667	16,01	23,06	62,8	F
2004 08881 ND	4026	P/T1N0M0	34	50	164	N	pré rep chir	s	Foyer jugulo caroti	G		1,4209	0,488	11,71	16,86	81,3	F
070-2004 08881 ND	4030	P / T1N0	34	50	164	N	pré reprise chir	s	JC Dt (négatif en post op)	G	0,01	1,356	0,511	12,27	17,67	81,3	F
2005 07738 PT	3830	P V/T1N1aM0	50	109	193	N	totalisation	s	reliquat thyr	T	0,4	0,8546	0,811	19,47	28,03	38	M
93 02540 FU	3760	P/T1N0Mx	51	70	158	N	totalisation	s	reliquat thyr	T	0,03	1,3683	0,507	12,16	17,51	100	F
2006 04151 XS	3740	P/T3N0Mx	48	64	160	N	1ière totalisation	pas ttt	reliquat thyr	T	1,16	1,0028	0,691	16,59	23,89	47	F
070-2005 00245 WE	3540	P / T3N1	58	82	175	N	totalisation	s	reliquat thyr	T	0,14	1,244	0,557	13,37	19,26	43,7	M
2006 08119 HF	3760	P/T1N1Mx	34									1,7486	0,396	9,51	13,70	100	F
2005 04715 EK	752	P/T1N1Mx	4	17	102	N	3eme totalisation	s	Fix para-trachéale droite	G		0,420	10,08	14,52	85	M
070-2004 14020 PB	3830	P / T4Nx	26	43	153	N	pré reprise chir	s	JC Dt	G	np	1,348	0,514	12,34	17,77	96	F
2005 08812 GK	3880	P/T2NxMx	50	61	173	N	totalisation	s	reliquat thyr	T	1,1	1,1500	0,603	14,47	20,83	30	F
98 09861 EP	3920	P/T1N1M0	70	92	185	N	pré rep chir	s	Fix jugulo caroti	G		1,5364	0,451	10,83	15,59	50,1	M
040 98 09861 EP	3830	P T1N1	70	93		N	total + pré reprise chir	s	reliquat thyr + gg Dt + gg G	T+G	thyr 0,12	1,51	0,459	11,02	15,86	50,1	M
2005 05795 RD	3820	P/T1N1aMx	42	78	175	N	totalisation	s	reliquat thyr	T	0	0,9687	0,716	17,17	24,73	63	M
2005 06857 RB	1144	Vésiculaire No	72	56		N	1ière totalisation	s	reliquat thyr	T	2,83		0,363	8,71	12,55	19,6	F
070-2003 12786 LM	3900	P / T1NxM1	51	78	153	N	méta pulm	s	méta pulm	M	0,60	1,276	0,543	13,04	18,77	35,4	F
2005 12798 ST	3710	P/T3N1Mx	29	71	173	N	totalisation	s	reliquat thyr	T	2,6	1,3011	0,533	12,79	18,41	100	F
2005 12793 LX	3550	P/T3N1M0	27	55	165	N	totalisation	s	Fix cervicale	T+G	0,58	1,0928	0,634	15,22	21,92	55	F
070-2005 02203 RP	3810	V /	32	86		N	totalisation	s	reliquat thyr	T	1,80	1,148	0,604	14,49	20,87	76	M
2005 11483 EP	3830	P/T3NxMx	53	65	150	N	totalisation	s	rel + 1 foyer T ou G	T(+G ?)	0,21	1,4593	0,475	11,40	16,42	86	F
070-2005 06138 FZ	3770	P /T1N1	36			n	totalisation	s	reliant	T	0,05	1,083	0,640	15,36	22,12	100	M
2005 12681 FP	3720		18				totalisation					1,5480	0,448	10,75	15,47	100	F
84 01551 GH	3590	Vésiculaire	72	60		N	6eme Méta os	s	Méta os	M	3,13	1,1912	0,582	13,97	20,11	56	F
2005 09000 TL	1141	P/T3NxMx	33	64	160	N	2eme totalisation	s	Plus de fix	0	0	1,5417	0,450	10,79	15,54	53	F
2005 09000 TL	3810	P/T3NxMx	32	65		N	totalisation	T+G	reliquat + 2 foyers		1,26	1,3268	0,522	12,54	18,05	53	F
2003 03299 KR	3780	P/T4N1bM1	17	64	165	N	Méta pulm	s	fix pulm en diminution	M	0,98	0,7520	0,922	22,12	31,86	79	F
2005 15108 BZ	1198	P	54	68	163	N	totalisation	s	reliquat thyr	T	0,23	1,5408	0,450	10,80	15,55	40	F
2005 13413 XU	3870	P/T1N0Mx	57	75	167	145µmol/l	totalisation	s	reliq +2 foyers	T+G	1,6	0,8051	0,861	20,66	29,75	62	F
2005 06449 ML	3960	P/T3N1bM0	75	82		N	totalisation	s	reliquat thyr	T	0,4	1,0159	0,682	16,38	23,58	63	M
070-2005 01927 GH	3860	V / T Nx	54			N	totalisation	s	reliquat thyr	T	1,34	0,8429	0,822	19,74	28,42	49	M
2004 05180 ZG	3840	V/T4N1aM1	60	84	168	N	Métastases pulm os	s	2foyers rachis	M		1,0307	0,673	16,14	23,24	58	M
070-2004 05180 ZG	3870	V / T4N1M1	60	84	168	N	méta os + totalisation	s (TSH13)	méta pulm dte+ méta os (cotyle +lombaire +dorsal)	M	nd	0,9914	0,699	16,78	24,16	58	M
070-2004 05180 ZG		V / T4N1M1	60	84	168	N	méta os	s	méta plum + os	M		0,9161	0,757	18,16	26,15	58	M
2006 03524 BS	3780	P/T3N1Mx	52	66	166	N	1ière totalisation	pas ttt	reliquat thyr	T	0,06	1,6235	0,427	10,25	14,76	100	F
2004 13796 PD	1760	P V T1NxMx	37	74,5	170	N	totalisation	s	reliquat thyr	T	1	1,5578	0,445	10,68	15,38	80	F
070- 81 01458 LH	3760	P /T3N1M1	71	50	157	N	méta pulm	s	médiastin + méta pulm	M	np	1,3966	0,496	11,91	17,15	57	F
81 01458 LH	3760	P/T3N1M1	71	50	157	N	métastases gang pulm	s	foyer médiastin +foyers pulm	M		1,4774	0,469	11,26	16,21	57	F
2005 04324 ZG	3740	V hurtle	55	71	160	N	pré reprise chir	s	Plus de fix	0	0	0,9135	0,759	18,21	26,22	100	F
2004 14481 EK	3950	P/T1N1Mx	56	70	171	N	totalisation	T+G	reliquat thyr + 1 foyer	T+G	1	0,8981	0,772	18,52	26,67	100	F
070-2005 00786 KD	3910	PSD /T3N1	17	86	187	132	pré reprise chir	s (TSH>100)	reliquat +/- gg	T+/-G	0,21	0,7178	0,966	23,18	33,37	100	M
070-2005 00786 KD	3800	PSD /T3N1	17	90	187	N	totalisation	s	reliquat thyr + adp	T+G	0,32	0,8092	0,857	20,56	29,60	100	M
070-2005 01222 RR	3950	P / T1N0	63	61		N	totalisation	s	reliquat thyr	T	0,23	1,0404	0,666	15,99	23,02	100	F

N° dossier	Activité	Histologie	Age	Poids	Taille	Créat	Indication	Mode de prépara°	Résultat		Fixation n (%)	ml	T (j)	Teff (h)	Temps de résidence	TSH	Sexe
070-2004 15212 UF	3910	V/ T3Nx	51	51	158	N	pré reprise chir		gg + rachis dorsal(?)	M	np	1,754	0,395	9,48	13,66	53,3	F
2005 14140 UB	3810	P/T1N1Mx	41	59	170	N	2ème totalisation	s	adénopathie résiduelle	G		1,0822	0,640	15,37	22,14	100	F
2005 14140 UB	1092	P/T1N1M0	41	60	170	N	totalisation	s	Fix cervicale + G sus-claviculaire	T+G	1,2 (T)	1,5156	0,457	10,98	15,81	100	F
2005 05128 DL	3710	P/T1N1aMx	32	57	163	N	pré rep chir	s	0	0	0	1,3323	0,520	12,49	17,98	37,5	F
070-2003 16084 ET	1236	P/T2N1	48	88	172	DP	gg + méta pulm	s	0 f°	0	0,00	0,48	1,444	34,66	49,91	100	M
2004 10494 EZ	3990	P/T3N1Mx	38	71	175	N	pré rep chir	s	aucune fixation	0	0	1,4159	0,490	11,75	16,92	100	M
070-2004 10494 EZ	3930	P/T3N1	38	71	175	N	gg	s	reliquat médian + 2 gg	T+G	np	1,018	0,681	16,34	23,53	100	M
070-2004 11296 FK	3910	P/T2N1	32	97	178	n	totalisation	s	reliquat thyr	T	0,00	1,107	0,626	15,03	21,64	35,3	F
2004 11296 FK	3910	P/T2N1Mx	32	97	178	n	totalisation	s	reliquat thyr	T	0,1	1,1373	0,609	14,63	21,06	35,3	F
070-96 07140 LD	4150	V/T3N1	50	96	175	n	pré reprise chir	s	2gg (curage -, persistance F° scinti post-op)	G	np	1,12	0,619	14,85	21,39	100	M
2005 11875 LB	3890	P/T4N1Mo	53	99	174	N	totalisation	s	reliquat + gang	T+G	0,13	0,9896	0,700	16,81	24,21	88	M
2005 12102 PD	3670	P/T1N0Mx	48	66	175	N	totalisation	s	reliquat thyr	T	0,03	1,2086	0,574	13,76	19,82	95	F
2005 05067 FB			59									1,0196	0,680	16,32	23,49	73	M
2003 09115 AR	3650	P/T1N1bMx	48	82	186	N	contrôle adénopathie cerv		0	0	0	1,1436	0,606	14,55	20,95	48	M
070-2003 09115 AR	1101	V/T3N0	48	80	186	n	totalisation	s (TSH 20)	reliquats thyr	T	0,30	1,148	0,604	14,49	20,87	48	M
2005 00771 BZ	3980	V/T2NxMx	59	83			totalisation	s	reliquat thyr	T		1,258	0,551	13,22	19,04	100	M
2005 05932 GR	4060	V/T3N1M1	53	93	186	n	Méta pulm	s	foyer gang +fix pulm	G+M	0,25	0,6038	1,148	27,55	39,67	53	M
2004 04160 UL	3810	P/T3N1M1	29	67	183	n	5ème totalisation	s	Foyer pulm à la limite de la positivité	0		1,6699	0,415	9,96	14,35	57	M
2005 09019 GB	1177	P V T1N0M0	67	84	168	n	totalisation	s	1 foyer cerv	T	0,11	1,2136	0,571	13,71	19,74	89	F
2006 00715 AR	3730	P/T3N1	43	101	165	N	1ère totalisation	s	aucune fixation	0	0	1,0836	0,640	15,35	22,11	38	F
2006 04027 AS	3760	P/T1N1Mx	35	67	168	N	1ère totalisation	pas ttt	reliquat thyr + fix thoracique incertaine	T+(M ?)	6		0,451	10,82	15,59	27	F
2005 12570 BR	3750	P/T2N1	14	60	168	N	totalisation	s	reliquat thyr	T	0,1	1,1079	0,626	15,02	21,62	100	F
070-2005 02994 NR	3860	V/T1N0	48	98	173	n	totalisation	s	reliquat thyr + paramédian(?)	T	0,50	0,34	2,039	48,93	70,46	84,75	M
2005 03050 ST	3820	P/T2N0Mx	42	67	172	N	totalisation	s	reliquat thyr	T	0,06	1,4260	0,486	11,67	16,80	98	F
070-2004 13134 WX	3880	P/T1N1	50	53	158	n	totalisation	s	reliquat thyr et cerv	T+G	0,10	0,9018	0,769	18,45	26,56	70	F
2006 00116 TL	3770	P/T3N1Mx	24	76	170	N	pré reprise chir	s	Fix cervicale	T+G	0,07	0,9611	0,721	17,31	24,93	70	F
2005 06322 ZZ	3760	P/T3N0Mx	50	63		N	totalisation	s	reliquat thyr	T	0,28	0,7376	0,940	22,55	32,48	95	M
070-2004 13740 AH	3980	P/T1Nx	41	115	167	n	totalisation	s	reliquat thyr	T	1,15	1,211	0,572	13,74	19,78	92,3	F
070-2004 10820 UH	3760	V/ M+	50	95		n	reliquats thyr + méta pulm	s (TSH 0.02)	reliquat thyr (pas de F° mais TSH basse)	M	7,55	0,6931	1,000	24,00	34,56	86	M
2004 10820 UH	3770	V	50	88	190	N	Méta pulm os	s	méta pulm os	M	7,6	0,9570	0,724	17,38	25,03	86	M
070-2004 10820 UH	3940	V / TxM+	50	95,5		n	méta pulm	s		T+M		0,8706	0,796	19,11	27,52	86	M
2005 01580 AP	3890	P/T2N0	62	67		n	totalisation	s	reliquat thyr	T	3,42		0,550	13,20	19,01	44,6	F
2005 05057 ET	3820		39									1,3290	0,522	12,52	18,02	100	M
070-2005 06040 UB	3870	P / T1N1	30	59	176	N	totalisation	s	reliquat +/- gg	T+/- G	T0,4/ G0,06	1,135	0,611	14,66	21,11	100	M
2005 14902 DR	3770	P à variante vésicul T2N1	28	85	165	N	1ère totalisation	s	Absence fixation	0	0	0,9045	0,766	18,39	26,49	55	F
2004 12645 ES	3800	P/TxN1Mx	38	93		N	2ème totalisation	s	aucune fixation bien que Tg élevée	0	0	1,0312	0,672	16,13	23,23	67	F
2005 05808 KR	3810	P/T3N1M1	27	77	178	N	totalisation + méta pulm	s	Fix cervicale (T ou G) et pulmonaire	M	21	0,7104	0,976	23,42	33,72	82	F
2004 13294 FB	3780	P/T1N0Mx	59	66	177	N	totalisation	s	reliquat thyr	T	0,37	0,8530	0,813	19,50	28,08	53,9	M
070-2004 13294 FB	3870	P/T1N0	60	66	177	N	totalisation	s	reliquat thyr	T	0,37	0,8335	0,832	19,96	28,74	53,9	M
2004 12995 PB	3980	P/T1N1aMx	42	59	163	N	totalisation	s	reliquat + gang	T+G	3,1	1,0959	0,632	15,18	21,86	22	F
91 11040 WF	3760	P/T3N0Mx	58	55	160	N	totalisation	s	reliquat thyr	T	0,02	1,3779	0,503	12,07	17,39	63,2	F
070-2004 11349 EE	3960	P/T1N1	23	108	187	N	totalisation	s	reliquat thyr	T	1,00	0,78	0,889	21,33	30,71	89	F
2004 11349 EE	3960	P/T1N1bMx	22	108	187	N	totalisation	s	reliquat thyr	T	1	0,7950	0,872	20,93	30,13	89	F
2005 11544 BZ	3810	P/T2NxMx	33	92	169	N	totalisation	s	reliquat thyr	T	1,88	1,2336	0,562	13,49	19,42	60.4	F
070-2004 02943 EP	3580	P/T4N1	65	59		n	gg	s	abs de f°	0	0,00	0,933	0,743	17,83	25,68	52	F
070-2005 04795 PX	3900	P / T1N1Mx	33	74		n	gg	s(TSH 47)	pas de F°	0	0,00	0,795	0,872	20,93	30,13	47	F
070-2004 14650 BP	3830	P/T3N1	49	90	177	n	gg	s	JC Gche + sus clavG	G	7,00	0,8093	0,857	20,57	29,61	96	M

N° dossier	Activité	Histologie	Age	Poids	Taille	Créat	Indication	Mode de prépara°	Résultat	Fixation (%)		ml	T (j)	Teff (h)	Temps de résidence	TSH	Sexe
2005 12535 DF	1184	P V T1N0	48	64	167	N	totalisation	s	2 foyers cerv	G	14,16	0,9998	0,693	16,64	23,96	56	F
2005 10544 AT	3910	P/T2NxMx	63	70	165	N	totalisation	s	reliquat thyr	T	0,97	1,0497	0,660	15,85	22,82	41	F
2006 02397 LG	3810	P/T3N1Mx	40	104	160	N	totalisation	s		T	0,4		0,660	15,84	22,81	80	F
2006 02519 FA	3790	P/T2N1Mx	54	65	165	N	1ère totalisation	s	reliquat thyr	T	0,22	1,1611	0,597	14,33	20,63	61	F
2006 02577 LE	1102	P/T1N1Mx	48	75	168	N	1ère totalisation	s	reliquat thyr	T	0,34	1,3816	0,502	12,04	17,34	48	F
2005 11975 MH	3670	P/T1N1Mx	33	69	168	N	1ère totalisation	s	reliquat thyr + fix cervicale basse à recontrôler	T	0,8	1,0275	0,675	16,19	23,31	86	F
070-2004 09099 RM	3960	P/T1N1	34	76	178	n	pré reprise chir	s	aucune f° (curage N+ confirmé histol)	0	0,00	2,039	0,340	8,16	11,75	100	M
070-2004 16220 UA	3810	Vtrsbéc/T3Nx	34	80	181	n	totalisation	s	reliquat thyr	T	0,95	1,337	0,518	12,44	17,92	100	M
2005 05297 MN	3840	P/T1N1b	33	66	164	N	totalisation	s	reliquat thyr	T	0,06	0,9971	0,695	16,68	24,02	76	F
2006 02834 FP	3720	P/T1NxMx	41	104	160	N	totalisation	s	reliquat thyr	T	0,5	1,4958	0,463	11,12	16,01	57	F
2005 10597 LL	3790	T2N1	26	61	162	N	2ème totalisation	s	Disparition foyers	0		1,0576	0,655	15,73	22,65	89	F
2005 10597 LL	4010	P/T2N1Mx	25	63	162	N	1ère totalisation	s	rel + foyers os	T+M	0,19	1,1505	0,602	14,46	20,82	89	F
2005 09401 AW	3870	V/T2NxMx	77	74	156	N	totalisation	s	reliquat thyr	T	0,22	0,9213	0,752	18,06	26,00	49	M
070-2005 04127 AW	3860	P / T4 Nx	47			n	totalisation (2)	s (TSH 23)	reliquat	T	0,32	1,094	0,634	15,21	21,90	50	F
2006 04033 WN	3570	P/T3NxMx	30	47	156	N	1ère totalisation	pas ttt	reliquat thyr + au moins 3 fix gang cervicales	T+G	1,4	1,2043	0,576	13,81	19,89	100	F
070-2004 11456 DR	3990	V/T2N1	65	70	187	n	totalisation	s	adp JCG	G	np	1,156	0,600	14,39	20,72	35	M
2004 11456 DR	3860	V/T2N1M0	66	86	170	N	2ème totalisation	s	1 foyer rel thyr	T	0,01	1,0741	0,645	15,49	22,30	35	M
070-2004 15654 HG	3860	P/T3N1	44	76	160	N	totalisation	s	reliquat thyr	T	0,28	1,238	0,560	13,44	19,35	79,2	M
2004 15654 HG	3860	P/T3N1Mx	43	76	160	N	totalisation	s	reliquat thyr	T	0,28	1,2942	0,536	12,85	18,51	79,2	M
070-2005 04975 PU	1128	P / T1N	39			n	totalisation	s	reliquat thyr	T	1,30	1,459	0,475	11,40	16,42	80	F
2005 10726 DK	1177	P/T1NxMx	58	73		N	totalisation	s	reliquat thyr	T	0,17	0,7069	0,981	23,53	33,89	88	F
86 02140 DA	3670	P/T4NxM0	72	73	163	N	Bilan rechute	s	0	0	0	1,2024	0,576	13,84	19,92	39	F
2002 03397 GB	3820	P/T2N1Mx	35	63	170	N	2ème totalisation pré rep chir	s	Fix cervicales médiastino récurrentielles résiduelles	G		0,9831	0,705	16,92	24,37	64	M
070-2002 01906 ZA	60 mCi	P / T4N1M1	11	49	155	n	méta pulm	s	méta pulm	T+M	2,50	1,492	0,465	11,15	16,06	100	F
2002 10423 RE	3720	P/TxN1Mo	43	90	178				Fix susclaviculaire	G	0,24	1,415	0,490	11,76	16,93	69,9	M
070-2005 03170 WR	3960	P/T3Nx	25	65		N	totalisation	s (TSH 0.01)	reliquat thyr	T	0,35	1,235	0,561	13,47	19,40	0,01	F
070-2004 08609 LA	3810	P/T3N1	53	64	178	n	complément de totalisation	s	disparition f° cerv	0	0,00	1,455	0,476	11,43	16,46	100	M
2005 11253 XD	3780	P/T2N1Mx	40	112	162	N	pré rep chir	s	2 foyers cerv	G		0,6536	1,060	25,45	36,65	100	F
2004 13059 ED	3840	V peu diff T3NxMl	64	59		N	4ème totalisation	s	multiples foyers fix os	M	9,3		0,580	13,92	20,04	100	F
2004 13059 ED	3890	V peu diff T3NxMl	64	53	163	N	metastases os 3ème	s	Métas multiples foyers	M	20	0,3873	1,790	42,95	61,85	100	F
070-2004 13059 ED	4000	V/T3NxM1	63	52		n	méta pmultiples	s (TSH 20)	multiples foyers osseux	M	20,00		1,000	24,00	34,56	85,8	F
2006 06259 MH			37					T				1,7850	0,388	9,32	13,42	100	F
2005 15252 BP	3710	P/T3N0Mx	72	75	155	N	totalisation	s	reliquat thyr	T	0,08	1,1922	0,581	13,95	20,09	80	F
96 06821 SM	3830		24									1,4360	0,483	11,58	16,68	75	F
2005 10720 UE	3900	P/T3N1bMx	31	79	175	N	totalisation	s	fix cerv + 3fix suspectes	T+G	2,43		0,527	12,64	18,20	100	M
2006 01642 AL	3890	P/T2N1Mx	34	90	172	N	totalisation	s	reliquat thyr	T	5,6		0,570	13,68	19,70	65	M
070-2005 02452 ZH	2760 à voir	P/T3N1	37	127	175	n	totalisation	s	reliquat thyr + 1adp	T+G	0.5 + 0.02	0,9231	0,751	18,02	25,95	100	M
070-2004 16711 BK	3980	P/T3N1	37	82	84	140	totalisation	s	reliquat cerv 'adp probables	G	4,90	0,6838	1,014	24,33	35,03	94	M
2006 03474 GA	3880	P/T3N1Mx	39	69	178	N	1ère totalisation	s	reliquat thyr	T	0,07	0,9360	0,741	17,77	25,59	100	M
2006 01564 EN	3550	P/T1N1Mx	54	60	158	N	totalisation	s	reliquat tihyr + méta gang	T+G		1,6188	0,428	10,28	14,80	100	F
2006 01564 EN	3820	P/T1N1Mx	54	60	158	N	totalisation	s	reliquat tihyr + méta gang	T+G		1,3466	0,515	12,35	17,79	100	F
2005 04037 AX	3840	P/T3NxM0	39	117		n	totalisation	s	reliquat thyr	T	0,51	0,6903	1,004	24,10	34,70	86,8	F
2005 04285 GG	3740	P/T3NxMx	54	102	169	N	pré rep chir	s	0	0	0	1,0110	0,686	16,45	23,69	61	F
070-2004 10771 BA	3810	P/T3N0	68	69	171	N	totalisation	s	reliquats	T	0,30	0,8064	0,860	20,63	29,71	45	M
2005 07390 GR	3830	P/T2N1Mx	67	62		N	totalisation	s	reliquat thyr	T	1,6	1,0281	0,674	16,18	23,30	35	M
2005 14732 EB	1165	P/T1NxMx	41	52	157	N	totalisation	s	reliq +3 foyers cerv	T+G	1,6	1,9355	0,358	8,59	12,38	100	F
070-2005 02609 EW	3850	P/T1N0	62	102	165	N	totalisation	s	reliquat thyr	T	0,10	1,352	0,513	12,30	17,72	42,3	F

- 70 -

N° dossier	Activité	Histologie	Age	Poids	Taille	Créat	Indication	Mode de prépara°	Résultat		Fixation (%)	ml	T (J)	Teff (h)	Temps de résidence	TSH	Sexe
2006 01750 AG	1194	P/T1N0Mx	55	89	160	N	totalisation	s	reliquat thyr	T	2,8	1,2485	0,555	13,32	19,19	35	F
070-2004 15090 AM	3780	V/TxN1	26	48	160	n	totalisation	s	reliquat thyr	T	0,12	0,8699	0,797	19,12	27,54	91,9	F
050-2000 02826 ZK	3950	P/T1N1	38	55	158	n	pré reprise chir	s	reliquat thyr	T	Non mesura ble	1,173	0,591	14,18	20,42	68,4	F
2005 11485 GH	3840	P/T2N1Mx	35	69	165	N	totalisation	s	reliquat thyr	T	0,65	1,2074	0,574	13,78	19,84	47	F
2005 13239 FD	3880	V/T4N0M0	61	80	157	N	totalisation	s	reliquat thyr + fix thoracique	M	1,16	0,8494	0,816	19,58	28,20	55	F
2006 00509 BG	1119	P/T1NxMx	58	93	159	N	totalisation	s	reliquat thyr	T	1,39	1,2309	0,563	13,51	19,46	100	F
2005 01751 AN	3770	P/T1N1	25	80	176	N	totalisation	s	rel + méta gang	T+G		1,3031	0,532	12,77	18,38	38	F
2004 06579 RN	4048	P/T1N1M0	22	71	162	N	totalisation	s	reliquat thyr + 1 foyer	T+G	0,72	1,0707	0,647	15,54	22,37	23,3	F
070-2004 06579 RN	4050	P/T1N1	22	71	162	n	totalisation	s (TSH 23)	reliquat thyr + 1gg	T+G	0.72	0,8	0,866	20,79	29,94	23,3	F
2004 08293 KP	3780	P/T1N1M0	44	51	160	N	2ème totalisation	s	reliquat + foyer articulation	T+G	0,04	1,5039	0,461	11,06	15,93	55	F
2004 09446 LW	3830	V/T2N0	34	62	173	N	totalisation	s	reliquat thyr	T	0,52	0,9418	0,736	17,66	25,44	48,6	F
2001 06518 DZ	3530	P/T3N0Mx	38	80					T			1,4200	0,488	11,72	16,87	46	F
2005 10128 XN	3740	P/T3N1Mx	46	56	155	N	totalisation	s	reliquat thyr	T	0,01	1,7455	0,397	9,53	13,72	37	F
2006 01763 FS	3700	P/T1NxMx	21	43	161	N	totalisation	s	reliquat thyr	T	2,67	1,0270	0,675	16,20	23,33	72	F
2005 09980 RH	4060	T3N1aMx	31	56	165	N	totalisation	s	reliquat + fix cerv centrale basse	T+G	2,12	1,1805	0,587	14,09	20,29	93	F
2006 07267 MD	1185			43								0,7937	0,873	20,96	30,18	100	F
2006 02643 DA	3760	P/T1NxMx	45	83	163	N	1ière totalisation	s	reliquat thyr	T	1	1,1205	0,619	14,85	21,38	62,8	F
070-2005 00827 EW	3900	P/T1N1	40	80	162	n	totalisation	s	reliquat thyr	T	0,18	0,9897	0,700	16,81	24,20	60,7	F
070-2004 13495KZ	3780	V peu difFT4Nx	31	83	170	n	totalisation	s (TSH 17)	reliquat thyr	T	0,00	0,626	1,107	26,57	38,27	17,4	M
070-2004 13044 WZ	3890	P/T3Nx	42	87		n	totalisation	s	reliquat thyr	T	np	1,014	0,684	16,41	23,62	60	F
2005 13864 LU	3950	P/T1N1aMx	42	64	168	N	totalisation	s	reliquat + gang	T+G	0,3	1,1348	0,611	14,66	21,11	59	F
070-97 07499 KX	3900	V/ M+	40	96	185	n	méta pulm	s	normalisation scinti	O	0,00	1,163	0,596	14,30	20,60	75	M
2005 11748 KZ	3770	P/T1NxMx	61	95		N	totalisation	s	reliquat thyr	T	3		0,347	8,33	11,99	27	M
070-2003 01331 PR	3940	P/T4N1	39	66	163	n	gg	s	4 foyers cerv	T	0,02	1,453	0,477	11,45	16,49	95	F
2003 01331 PR	3870	P/T4N1M0	40	65	163	N	6ème totalisation	s	reliquat thyr + fix retro sterno claviculaire	T+G	0,02	1,3069	0,530	12,73	18,33	100	F
2005 14798 UE	1103	P/T1N1aMx	34	89	171	N	totalisation	s	reliquat thyr ++	T	7,3	1,2285	0,564	13,54	19,50	100	F
2005 01463 AU	4040	P/T3N1M0	48	52	150	N	pré rep chir	s	aucune fixation	O		1,3085	0,530	12,71	18,31	90	F
070-2005 01463 AU	3940	P/T3N1	48	53,5	155	n	totalisation	s	JCD + reliquat thyr	T+G	0,40	0,9989	0,694	16,65	23,98	100	F
2005 06969 WK	1162	P/T2N0	30	62	172	N	totalisation	s	reliquat thyr	T	1,12	1,5382	0,451	10,81	15,57	100	F
070-2005 06294 KR	3870	P / T1Nx	51			n	totalisation	s	reliquat	T	1,58	0,8948	0,775	18,59	26,77	18,4	F

Annexe 6 : Données des 14 patients sous Thyrogen®

N° dossier	Activité	Histologie	Age	Poids	Taille	Créat	Indication	mode de préparation		Fixation (%)	ml	T (j)	Teff (h)	Temps de résidence	TSH	Sexe
2001 04984 KH	3770	P/T1N1	46	62		N	totalisation	T	G	0,4	1,7082	0,406	9,74	14,02	>100	F
2006 09483 PF	3760	P/T1N0Mx	46	70		N	totalisation		G	0,66	1,4724	0,471	11,30	16,27	98	M
93 01826 NZ	3610		58	74	165	N	totalisation			0,3	1,4507	0,478	11,47	16,51	>100	F
2006 08268 PS	3490		48	61							1,9860	0,349	8,38	12,06	17,98	F
2006 08119 HF	3760	P/T1N1Mx	34	92	160	N	totalisation			0,16	1,7486	0,396	9,51	13,70	>100	F
2005 12793 LX	3770	P/T3N1bM0	28	55	165	N				0,5	1,6659	0,416	9,99	14,38	>100	F
2005 12681 FP	3720		18	50	170	N	totalisation	T		1,05	1,5480	0,448	10,75	15,47	<100	F
2006 04823 FH	3800		37	86			totalisation		G		1,5330	0,452	10,85	15,63	>100	M
2006 08778 XH	3740	P/T3N1b	78	62		N	totalisation			0,12	1,7968	0,386	9,26	13,33	>100	F
2005 08414 EB	3500	P/T1N1bMx	31	73	180	N				0,24	1,6065	0,431	10,36	14,91	<100	M
2006 06259 MH	3710	P/T1N1	37	66	152	N	totalisation	T		0,44	1,7850	0,388	9,32	13,42	>100	F
2006 10321 SP	3670	P/T1N1bMx	55	52			totalisation				1,4038	0,494	11,85	17,06	>100	F
2006 01610 TT	3620	P/T1N1b	22	44	156	N	totalisation	T		0,01	1,5877	0,437	10,48	15,09	79	F
2001 06518 DZ	3530	P/T3N0Mx	38	80		N		T		0	1,4200	0,488	11,72	16,87	46	F

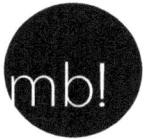

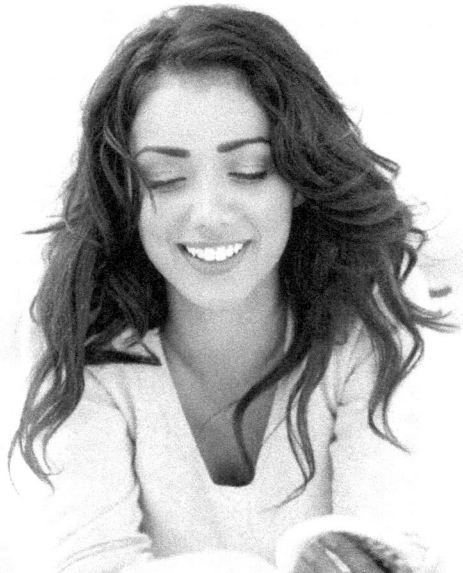